Emma Deslarzes

Cáncer en los animales de compañía

Detección precoz, causas, terapias modernas

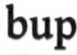

Emma Deslarzes
Cáncer en los animales de compañía
Detección precoz, causas, terapias modernas

ISBN: 978-3-69035-776-0

Número de pedido: 2026-1
También como libro electrónico
(978-3-69035-781-4)

Diseño de portada: Kerstin Laube
Producción: Angelika Haase

Derechos de autor: Bremen University Press, 2025.
Fahrenheitstr. 11, 28359 Bremen
bup@bremenuniversitypress.com
www.bremenuniversitypress.com

El manuscrito no puede ser utilizado ni total ni parcialmente sin el consentimiento previo por escrito del editor.

Este libro se ha impreso en papel ecológico procedente de explotaciones forestales sostenibles con el fin de conservar los recursos y minimizar el impacto ambiental. Al utilizar materiales reciclados y papel con certificación FSC, contribuimos a proteger los bosques y a reducir nuestra huella ecológica.

Emma Deslarzes

Cáncer en los animales de compañía

Detección precoz, causas, terapias modernas

Visión general

OBSERVACIÓN PRELIMINAR		11
1.	INTRODUCCIÓN	13
2.	FUNDAMENTOS DE LA BIOLOGÍA TUMORAL EN ANIMALES DE COMPAÑÍA	20
3.	EPIDEMIOLOGÍA Y FACTORES DE RIESGO	35
4.	SÍNTOMAS CLÍNICOS Y PROGRESIÓN DEL CÁNCER	50
5.	PROCEDIMIENTOS DIAGNÓSTICOS EN ONCOLOGÍA VETERINARIA	64
6.	CLASIFICACIÓN Y ESTADIFICACIÓN DE LOS TUMORES	80
7.	ENFOQUES TERAPÉUTICOS Y MÉTODOS DE CURACIÓN	95
8.	CALIDAD DE VIDA, CUIDADOS Y CONSIDERACIONES ÉTICAS	116
9.	PREVENCIÓN Y ASISTENCIA SANITARIA	124
10.	INVESTIGACIÓN Y PERSPECTIVAS DE FUTURO EN ONCOLOGÍA VETERINARIA	137
11.	CONDICIONES MARCO JURÍDICAS Y RELACIONADAS CON LOS SEGUROS	148
12.	PERSPECTIVAS DE FUTURO Y NUEVOS MÉTODOS DE TRATAMIENTO	156

13.	**CONCLUSIONES**	**161**
14.	**BIBLIOGRAFÍA**	**164**

Índice

OBSERVACIÓN PRELIMINAR		**11**
1.	**INTRODUCCIÓN**	**13**
1.1	Definición: Cáncer en animales de compañía - perspectivas veterinarias y biológicas	13
1.2	Importancia de los cánceres en el contexto veterinario	14
1.3	Aumento de las enfermedades oncológicas en los animales de compañía en una sociedad cambiante	15
1.4	Objetivo	17
2.	**FUNDAMENTOS DE LA BIOLOGÍA TUMORAL EN ANIMALES DE COMPAÑÍA**	**20**
2.1	Bases celulares y moleculares del desarrollo tumoral	20
2.2	Diferentes tipos de tumores en perros y gatos	24
2.3	Influencias genéticas, epigenéticas y hormonales	27
2.4	Diferencias con la oncología médica humana	31
3.	**EPIDEMIOLOGÍA Y FACTORES DE RIESGO**	**35**
3.1	Prevalencia e incidencia en la clínica de pequeños animales	35
3.2	Disposiciones relacionadas con la raza y riesgos genéticos	38
3.3	Factores ambientales, nutrición e influencias posturales	42
3.4	Aspectos relacionados con la edad y cambios en el estado hormonal	46
4.	**SÍNTOMAS CLÍNICOS Y PROGRESIÓN DEL CÁNCER**	**50**
4.1	Detección precoz y síntomas clínicos clave	50
4.2	Manifestaciones orgánicas y evolución atípica	53

4.3	Diferencias en los síntomas entre perros y gatos	57
4.4	Comportamiento y dolor como indicadores de diagnóstico	60

5.	**PROCEDIMIENTOS DIAGNÓSTICOS EN ONCOLOGÍA VETERINARIA**	**64**
5.1	Técnicas generales de exploración veterinaria	64
5.2	Procedimientos de diagnóstico por imagen: Radiografía, ecografía, TC y RM.	66
5.3	Métodos citológicos e histopatológicos	70
5.4	Marcadores tumorales, pruebas genéticas y diagnósticos de laboratorio	73
5.5	El papel de la telemedicina en el diagnóstico del cáncer en animales de compañía	76

6.	**CLASIFICACIÓN Y ESTADIFICACIÓN DE LOS TUMORES**	**80**
6.1	Sistema TNM en medicina veterinaria	80
6.2	Clasificación e histología de los tumores	83
6.3	Importancia de la estadificación para las decisiones terapéuticas	87
6.4	Evaluación del pronóstico y expectativas individuales de progresión	90

7.	**ENFOQUES TERAPÉUTICOS Y MÉTODOS DE CURACIÓN**	**95**
7.1	Formas quirúrgicas de tratamiento y sus limitaciones	95
7.2	Radioterapia en oncología de pequeños animales	99
7.3	Quimioterapia: protocolos, principios activos y efectos secundarios	103
7.4	Inmunoterapia, terapia dirigida y enfoques personalizados	107
7.5	Terapias con células madre y medicina regenerativa	110

7.6	Métodos médicos alternativos y su evaluación científica	114
7.7	Medidas médicas paliativas para casos no curativos	114

8.	**CALIDAD DE VIDA, CUIDADOS Y CONSIDERACIONES ÉTICAS**	**116**
8.1	Evaluación de la calidad de vida desde el punto de vista veterinario	116
8.2	Comunicación entre el veterinario, el propietario y, si es necesario, el psicólogo	120
8.3	Aspectos éticos de la decisión sobre el tratamiento	121
8.4	Cuidados paliativos y cuidados terminales para animales	122

9.	**PREVENCIÓN Y ASISTENCIA SANITARIA**	**124**
9.1	Vacunaciones, castración y revisiones	124
9.2	Dieta, ejercicio y evitación de factores de riesgo	128
9.3	Cribado genético en animales reproductores	132
9.4	Educación y formación de los propietarios de animales	135

10.	**INVESTIGACIÓN Y PERSPECTIVAS DE FUTURO EN ONCOLOGÍA VETERINARIA**	**137**
10.1	Situación actual de los estudios y de la investigación traslacional	137
10.2	Integración de IA, big data y diagnóstico molecular	141
10.3	Desarrollo de enfoques terapéuticos innovadores	142
10.4	Colaboración interdisciplinar con la medicina humana	146

11.	**CONDICIONES MARCO JURÍDICAS Y DE SEGUROS**	**148**
11.1	Cuestiones de responsabilidad en relación con el diagnóstico y la terapia	148

11.2	Papel del seguro de enfermedad veterinaria en las enfermedades oncológicas	152
11.3	Deber de información y consentimiento del propietario	153
11.4	Obligaciones de documentación y notificación para determinados tumores	154
12.	**PERSPECTIVAS DE FUTURO Y NUEVOS MÉTODOS DE TRATAMIENTO**	**156**
13.	**CONCLUSIONES**	**161**
14.	**BIBLIOGRAFÍA**	**164**

Notas

- Este libro tiene una estructura modular, de modo que cada capítulo puede leerse de forma independiente sin tener que remitirse necesariamente a otros.

- Estado de tramitación: marzo de 2025

El editor

Observación preliminar

El diagnóstico de cáncer es una palabra que se asocia con el miedo, la incertidumbre y el dolor, no sólo en la medicina humana, sino también en la práctica veterinaria diaria. Cuando un animal de compañía que forma parte de la familia padece un tumor, tanto veterinarios como propietarios se enfrentan a decisiones difíciles, retos médicos y situaciones emocionales límite. El tratamiento de las enfermedades oncológicas de los animales de compañía ha dejado de ser una cuestión marginal para convertirse en parte integrante de la medicina moderna de pequeños animales y reflejar nuestra cambiante concepción de la salud, la responsabilidad y el cuidado de los animales.

Este libro se ha escrito desde la convicción de que la oncología en veterinaria no sólo avanza gracias al progreso tecnológico y las innovaciones terapéuticas, sino también gracias al conocimiento, la educación, la reflexión ética y la empatía. No pretende ser una mera obra de consulta, sino un examen sistemático y al mismo tiempo en profundidad de todos los aspectos del cáncer en los animales de compañía: desde las bases biológicas y la práctica clínica hasta la cuestión de lo que puede significar una vida digna y una despedida responsable.

La estructura de esta obra sigue una concepción interdisciplinar de la oncología veterinaria: combina los hallazgos moleculares de con la experiencia clínica, arroja luz sobre el diagnóstico y la terapia, así como sobre la prevención, los cuidados y las perspectivas de futuro. Deliberadamente, el libro no está dirigido exclusivamente a especialistas veterinarios, sino también a propietarios de mascotas interesados que se enfrentan a un diagnóstico de cáncer y buscan una orientación fiable y diferenciada.

Al mismo tiempo, este libro se considera un puente entre la ciencia y la práctica. Pretende ayudar a las personas a tomar decisiones informadas, reforzar su confianza en los procesos terapéuticos y, no menos importante, tomarse en serio la complejidad emocional del tratamiento del cáncer en los animales de compañía. Porque toda decisión médica es también una decisión humana, basada en el amor por el animal, el respeto por su vida y la búsqueda de una medicina que sea algo más que la mera aplicación de medios técnicos.

Quiero dar las gracias a todos los veterinarios, investigadores y cuidadores que abogan cada día por la vida de nuestras mascotas con pericia y compasión. También quiero dar las gracias a los propietarios de mascotas que están dispuestos a estar al lado de sus animales con valentía, paciencia y dedicación, incluso cuando las cosas se ponen difíciles.

Este libro está dedicado a todos ellos.

1. Introducción

1.1 Definición: Cáncer en animales de compañía- perspectivas veterinarias y biológicas

El diagnóstico de cáncer en un animal de compañía es un reto especial tanto para los propietarios como para los veterinarios. El cáncer, conocido médicamente como neoplasia maligna, es una enfermedad cada vez más frecuente en los animales de compañía -especialmente perros y gatos- y ha cobrado mayor importancia en la medicina veterinaria en las últimas décadas. Hay muchas razones para ello, desde la mejora de los diagnósticos y el aumento de la esperanza de vida de los animales hasta factores ambientales y predisposiciones específicas de cada raza. Abordar este tema requiere un sólido conocimiento de las dimensiones biológica, diagnóstica, terapéutica y ética para poder ofrecer a los animales afectados un tratamiento adecuado y a los propietarios de animales un apoyo comprensible y comprensivo.

El término "cáncer en animales de compañía" se utiliza en este trabajo para englobar todas las enfermedades tumorales malignas que tienen relevancia clínica en la práctica veterinaria. La perspectiva veterinaria difiere en muchos aspectos de la oncología médica humana, por ejemplo en lo que respecta a las estrategias de diagnóstico , los procesos de toma de decisiones terapéuticas y el tratamiento de pacientes que no pueden expresar sus síntomas verbalmente.

Esto exige un enfoque especialmente cuidadoso, atento y estructurado, que requiere tanto conocimientos veterinarios como empatía hacia el animal y su propietario. Al mismo tiempo, el tema requiere un examen intensivo de las bases biológicas del desarrollo tumoral, observaciones epidemiológicas, avances tecnológicos en diagnóstico y terapia, así como desarrollos sociales que están cambiando la relación entre humanos y animales.

1.2 Importancia de los cánceres en el contexto veterinario

El cáncer en los animales de compañía no es sólo un problema médico, sino también un proceso cargado emocional y socialmente que va acompañado de incertidumbre, esperanza, impotencia y dificultades para tomar decisiones. El papel de la mascota como miembro de la familia es cada vez más importante, lo que también ha cambiado las expectativas de la atención veterinaria. Mientras que en décadas anteriores un diagnóstico de cáncer a menudo significaba el final inevitable, hoy en día se dispone de un amplio espectro de opciones terapéuticas, que van desde las intervenciones quirúrgicas y la radioterapia hasta , el tratamiento farmacológico y los cuidados paliativos. En la medicina veterinaria moderna, por tanto, es esencial no sólo combatir el tumor en sí, sino también mantener la calidad de vida del animal afectado e implicar responsablemente a los propietarios en el proceso de toma de decisiones.

1.3 Aumento de las enfermedades oncológicas en animales de compañía en una sociedad cambiante.

Actualmente está bien documentado que los cánceres en perros y gatos se diagnostican con mayor frecuencia que hace unas décadas. Sin embargo, esta evolución no se debe únicamente a un aumento real de la formación de tumores, sino a una combinación de varios factores, algunos de los cuales son de naturaleza biológica, otros técnica o medioambiental. Una de las razones más importantes es el aumento significativo de la esperanza de vida de muchos animales de compañía. Gracias a los avances en la atención veterinaria, la mejora de la nutrición, las medidas preventivas sistemáticas y una mayor concienciación de los propietarios sobre los cambios en la salud, muchos perros y gatos alcanzan ahora una edad que antes era poco frecuente. Como la mayoría de los cánceres se producen a una edad avanzada, la mayor esperanza de vida significa inevitablemente que también aumenta la probabilidad de que aparezcan tumores.

Además, el diagnóstico veterinario ha evolucionado considerablemente. Las modernas técnicas de imagen, como la tomografía computerizada o la resonancia magnética, los diagnósticos biológicos moleculares, las biopsias con aguja fina y las opciones médicas de laboratorio más completas facilitan más que nunca la detección precoz incluso de tumores pequeños o profundamente arraigados. Muchos tumores que en el pasado simplemente habrían pasado desapercibidos ahora se diagnostican, documentan y tratan. Desde el punto de vista estadístico, esto supone un aumento aparente, aunque en parte se deba a una mayor tasa de detección.

Además de estos factores médico-técnicos, también influyen los cambios en el medio ambiente. La creciente exposición a toxinas ambientales, pesticidas, partículas, gases de escape de los coches y humo de tabaco no sólo ha contribuido a aumentar los procesos que dañan las células en los seres humanos, sino también en los animales de compañía. Los estudios han demostrado que los gatos que viven en hogares de fumadores tienen un riesgo significativamente mayor de padecer ciertos tipos de tumores. Los perros que pasean habitualmente por suelos contaminados o por zonas con mucho tráfico también están expuestos a mayores factores de riesgo. Además, el estilo de vida de muchas mascotas se parece cada vez más al de los humanos: La falta de ejercicio, la obesidad, los desequilibrios hormonales y el contacto constante con sustancias sintéticas o piensos muy procesados también pueden favorecer los procesos cancerígenos.

Otro aspecto es la predisposición genética. En el curso de la creciente cría pura de determinadas razas caninas, las enfermedades hereditarias, incluida la susceptibilidad genética a ciertos tipos de tumores, también se han hecho más comunes. Sobre todo en razas grandes o muy seleccionadas, como el bóxer, el rottweiler o el san bernardo, hay grupos de determinados cánceres. También hay indicios de una mayor susceptibilidad genética a los tumores en los gatos, por ejemplo en ciertas líneas de gatos siameses o en razas de pelo largo.

Por último, pero no por ello menos importante, también influye el cambio en la percepción de los animales como miembros de la familia. Hoy en día, muchos propietarios de animales de compañía están dispuestos a recurrir a diagnósticos y terapias exhaustivos, incluso en el caso de animales mayores o enfermos crónicos. Esto no sólo aumenta los tiempos de supervivencia, sino que también contribuye a que enfermedades como el cáncer se reconozcan y documenten con mayor frecuencia. El aumento de la atención conduce, por tanto, a una mejor base de datos, que epidemiológicamente se traduce en una acumulación, incluso si el riesgo biológico de cáncer puede no haber aumentado significativamente en cifras absolutas.

1.4   Objetivo

El objetivo de este libro es ofrecer una presentación exhaustiva del estado actual de los conocimientos sobre el cáncer en los animales de compañía, abarcando aspectos biológicos, diagnósticos y terapéuticos, así como éticos y emocionales. Se hace especial hincapié en una presentación comprensible, pero precisa y científicamente sólida, dirigida tanto a lectores con formación en medicina veterinaria como a propietarios de animales de compañía interesados.

Las explicaciones pretenden ayudar a aclarar las complejas relaciones entre la biología del tumor, el diagnóstico, las opciones terapéuticas y el cuidado individual de los animales afectados, teniendo en cuenta los avances actuales, así como las prácticas clínicas probadas.

La estructura del libro sigue un esquema sistemático: tras la introducción básica a la biología de los tumores, se presentan los factores epidemiológicos y los grupos de riesgo más importantes en los animales de compañía. Siguen capítulos detallados sobre los síntomas clínicos, los procedimientos diagnósticos modernos, la estadificación y clasificación de los tumores y la amplia gama de medidas terapéuticas de que dispone la medicina veterinaria en la actualidad. También se presta especial atención a las cuestiones relacionadas con la calidad de vida, la toma de decisiones éticas y la atención a los propietarios de animales de compañía en situaciones de estrés . Por último, se discutirán los enfoques de investigación actuales y las perspectivas de futuro, con el fin de ofrecer una visión de los posibles avances en la atención oncológica veterinaria.

El objetivo es crear una obra que no sólo sirva de referencia, sino que también proporcione una comprensión más profunda de la compleja realidad del cáncer en los animales de compañía y contribuya a la mejora de la práctica veterinaria.

2. Fundamentos de la biología tumoral en animales de compañía

2.1 Bases celulares y moleculares del desarrollo tumoral

La biología tumoral es un elemento central en la comprensión de los procesos oncológicos, no sólo en medicina humana, sino cada vez más también en veterinaria. Proporciona la base esencial para entender cómo se desarrollan los cánceres, cómo se desarrollan y propagan en el organismo y cómo pueden aplicarse las intervenciones terapéuticas. La comprensión de estos procesos biológicos no sólo permite una evaluación clínica sólida, sino que también abre perspectivas para estrategias de tratamiento dirigidas e individualizadas. Especialmente en oncología veterinaria, que ha avanzado considerablemente en los últimos años, el estudio de la patogénesis molecular de los tumores es esencial para tratar a las mascotas con enfermedades malignas no sólo sintomáticamente, sino también causal y eficazmente a largo plazo. A este respecto, se ha demostrado que muchos principios del desarrollo, crecimiento y metástasis de los tumores son en gran medida idénticos en animales y humanos, lo que facilita la transferencia de los resultados de la investigación médica humana a la veterinaria. Al mismo tiempo, sin embargo, existen diferencias específicas de cada especie en la biología celular, la respuesta inmunitaria y la reacción farmacocinética a los agentes terapéuticos, que requieren un enfoque diferenciado.

El inicio de un proceso tumoral se encuentra siempre en el descarrilamiento de la división celular. En los tejidos sanos, el ciclo celular está estrictamente controlado por una multitud de complejos mecanismos reguladores. Estos mecanismos vigilan cada fase de la división celular, desde la replicación del ADN hasta la mitosis y la división celular, y deciden si se permite que una célula se divida, si entra en una fase latente o si se elimina de forma controlada mediante la apoptosis. La integridad de estos mecanismos de control es crucial para la homeostasis de los tejidos, es decir, para el equilibrio entre la formación de nuevas células, la diferenciación y la muerte celular. Sin embargo, si se producen alteraciones en uno o varios de estos puntos de control, una célula puede escapar a la regulación fisiológica. Estas alteraciones pueden deberse a causas muy diversas. Especialmente relevantes son las mutaciones genéticas que se producen espontáneamente o son inducidas por agentes exógenos nocivos como la radiación, los carcinógenos químicos o ciertos virus. Los cambios epigenéticos, es decir, las modificaciones reversibles de la expresión génica sin cambiar la secuencia del ADN, también pueden contribuir a inhibir el ciclo celular.

Una vez iniciada, la célula afectada comienza a dividirse independientemente de las señales reguladoras normales. Esta conduce a la formación de un grupo celular en expansión clonal cuyas células son genéticamente idénticas y a menudo agresivamente alteradas en sus características biológicas. Las masas tumorales resultantes pueden variar enormemente en su comportamiento biológico. Los tumores benignos suelen crecer lentamente, no invaden el tejido circundante y no forman metástasis. Sin embargo, pueden causar problemas clínicos considerables debido a las necesidades de espacio, la presión sobre las estructuras vecinas o la actividad hormonal. En cambio, los tumores malignos se caracterizan por un crecimiento incontrolado e infiltrante, la destrucción del tejido circundante y la capacidad de propagarse a otras partes del cuerpo a través de los canales sanguíneos o linfáticos y formar metástasis.

La capacidad de metástasis es una característica clave de los tumores malignos y representa uno de los mayores retos terapéuticos. Requiere que las células tumorales individuales pierdan la adhesión celular, se desprendan del tumor primario, invadan los vasos sanguíneos, sobrevivan en la circulación, se adhieran a órganos distantes y vuelvan a proliferar allí. Cada una de estas fases está controlada por mecanismos moleculares específicos que se están estudiando intensamente en la investigación tumoral moderna. El objetivo es identificar las vías de señalización responsables del comportamiento invasivo y metastásico de las células tumorales con el fin de desarrollar intervenciones farmacológicas dirigidas que puedan inhibir estos procesos.

Otro elemento clave de la biología tumoral es el microentorno tumoral. Las células tumorales no están aisladas en el tejido, sino que están en constante interacción con su entorno, es decir, con las células del tejido conjuntivo, las células inmunitarias, los vasos y la matriz extracelular. Este entorno puede influir significativamente en el crecimiento y la resistencia terapéutica de los tumores. Por ejemplo, las células tumorales pueden estimular la angiogénesis, es decir, la formación de nuevos vasos sanguíneos, liberando determinadas citocinas y factores de crecimiento para asegurar su propio suministro de oxígeno y nutrientes. Al mismo tiempo, pueden suprimir la respuesta inmunitaria del huésped mediante mecanismos inmunomoduladores, lo que les permite sobrevivir prácticamente sin alteraciones.

En resumen, la biología tumoral es un proceso dinámico de múltiples capas que resulta de una compleja interacción de factores genéticos, epigenéticos, celulares y ambientales. Para la práctica veterinaria, esto significa que el éxito de la terapia contra el cáncer no puede basarse únicamente en medidas quirúrgicas o farmacológicas, sino que requiere un enfoque integrador basado en una profunda comprensión de los principios biológicos . Sólo así será posible desarrollar terapias que no sólo ataquen el crecimiento tumoral, sino también sus causas moleculares y consecuencias sistémicas. Esta perspectiva es crucial para lograr una mejora a largo plazo de la calidad de vida y del tiempo de supervivencia de los animales domésticos enfermos de cáncer.

2.2 Diferentes tipos de tumores en perros y gatos

La diversidad de enfermedades tumorales en perros y gatos se refleja en la variedad de tipos de tejidos de los que pueden surgir neoplasias malignas o benignas. Una clasificación básica resulta de la asignación del tumor respectivo a su tejido de origen. Esta diferenciación no sólo es importante para el diagnóstico histológico, sino que también tiene un profundo impacto en la toma de decisiones terapéuticas y el pronóstico de la enfermedad en cuestión. Los tumores difieren considerablemente en su comportamiento biológico, su velocidad de crecimiento, su tendencia a la metástasis y su sensibilidad a las medidas terapéuticas, dependiendo de si se originan en el tejido epitelial, conectivo, muscular, sanguíneo o nervioso.

Los tumores epiteliales se encuentran entre las neoplasias más frecuentes en los animales de compañía. Se desarrollan a partir de células del tejido epitelial que recubre la piel externa, así como las mucosas internas y externas. Esta categoría incluye carcinomas de células escamosas, adenocarcinomas de las glándulas salivales, carcinomas de glándulas mamarias y tumores del tracto gastrointestinal. Los tumores epiteliales suelen ser fáciles de diferenciar y tienden a metastatizar en grados variables, dependiendo del grado de diferenciación y del tipo de tumor. En los gatos, los adenocarcinomas de la glándula mamaria son especialmente temidos, ya que suelen tener una biología agresiva y metastatizan pronto. En los perros, en cambio, las neoplasias epiteliales benignas, como los adenomas benignos, se dan con más frecuencia y son fácilmente tratables mediante cirugía. El tratamiento de los tumores epiteliales suele basarse en la extirpación quirúrgica en combinación con quimioterapia adyuvante, aunque también puede utilizarse radioterapia para determinadas localizaciones, como en la zona de la cabeza y el cuello.

Los tumores mesenquimales se originan en el mesénquima embrionario y, por tanto, afectan a todos los tejidos que se desarrollan a partir del tejido conjuntivo, óseo, muscular, cartilaginoso o adiposo. En este grupo se incluyen diversos sarcomas, como fibrosarcomas, hemangiosarcomas, osteosarcomas y liposarcomas. Los tumores mesenquimales suelen caracterizarse por su forma de crecimiento infiltrante. Crecen de forma difusa en el tejido circundante, por lo que suelen ser difíciles de extirpar por completo. Su metástasis también suele ser hematógena, , es decir, a través del torrente sanguíneo, y suele manifestarse en los pulmones o en órganos parenquimatosos. Especialmente en el osteosarcoma en perros, que se produce preferentemente en los huesos tubulares largos de las razas grandes, es probable que se produzca una diseminación sistémica en el momento del diagnóstico inicial. El tratamiento de estos tumores exige una gran precisión quirúrgica, a menudo requiere intervenciones radicales como amputaciones y en muchos casos se complementa con quimioterapia para combatir las metástasis microscópicas.

Las neoplasias hematopoyéticas y linfáticas son otra categoría importante de tumores. Incluyen linfomas (ganglios linfáticos), leucemias, plasmocitomas y otras alteraciones malignas del sistema hematopoyético. A diferencia de los tumores sólidos, estas enfermedades suelen manifestarse de forma sistémica, es decir, afectan a varios órganos al mismo tiempo y a menudo no pueden extirparse quirúrgicamente. El linfoma es una de las enfermedades malignas más comunes en los perros y puede adoptar diversas formas: desde la forma altamente maligna y rápidamente progresiva hasta subtipos crónicos con menor agresividad. El linfoma alimentario, que afecta principalmente al tracto gastrointestinal, es especialmente frecuente en gatos. Los tumores hematopoyéticos se tratan casi exclusivamente con medicación. La combinación de diferentes fármacos citostáticos según protocolos estandarizados puede conducir a una remisión en muchos casos y mejorar significativamente la calidad de vida de los animales. No obstante, el pronóstico depende a menudo del estadio de la enfermedad, de la línea celular afectada y de la respuesta al tratamiento.

Además de estas categorías principales, existen otros numerosos tipos de tumores, como los tumores neuroendocrinos, los melanomas, los mastocitomas o los tumores del sistema nervioso central, cada uno de los cuales tiene sus propias características biológicas y terapéuticas. Los tumores de mastocitos en particular merecen atención en medicina veterinaria, ya que son una de las neoplasias cutáneas más comunes en perros y muestran un comportamiento biológico extremadamente variable. Todo el espectro está representado, desde tumores localizados completamente inofensivos hasta formas metastásicas altamente malignas. El tratamiento puede ser quirúrgico, farmacológico o radiobiológico, y los marcadores moleculares como el índice de proliferación Ki-67 o las mutaciones c-kit se utilizan cada vez más para la evaluación del pronóstico.

En general, puede afirmarse que la clasificación de los tumores según el tejido de origen no sólo sirve a efectos de clasificación y nomenclatura, sino que también es una herramienta fundamental para la toma de decisiones clínicas. Permite una evaluación pronóstica más precisa, una planificación terapéutica diferenciada y es un requisito previo para el desarrollo de estrategias de tratamiento individualizadas y con visión de futuro. El conocimiento de los diferentes tipos de tumores en perros y gatos es, por tanto, de fundamental importancia no sólo para patólogos y oncólogos, sino para todos los veterinarios que trabajan en medicina de pequeños animales.

2.3   Influencias genéticas, epigenéticas y hormonales

La base genética del desarrollo de tumores en animales de compañía se está convirtiendo cada vez más en el centro de atención de la investigación veterinaria, ya que proporciona información valiosa sobre los mecanismos moleculares que subyacen al desarrollo y la progresión de las neoplasias. Actualmente está bien documentado que numerosos tumores en perros y gatos son desencadenados o al menos facilitados por cambios genéticos específicos. Destacan especialmente las mutaciones en oncogenes, es decir, genes que promueven el crecimiento celular cuando se activan, y en genes supresores de tumores, cuya función es controlar el ciclo celular e inducir la apoptosis. Igualmente importantes son los defectos en los genes encargados de reparar los daños en el ADN, ya que tales defectos favorecen la acumulación de mutaciones y, por tanto, pueden promover la progresión tumoral.

Un ejemplo impresionante de predisposición genética es la acumulación observable de determinados tipos de tumores en función de la raza. El osteosarcoma, por ejemplo, es más frecuente que la media en razas de perros grandes como el gran danés, el rottweiler o el lobero irlandés. La elevada incidencia de estos agresivos tumores óseos no puede explicarse únicamente por factores biomecánicos como el peso corporal, sino que también indica una susceptibilidad genéticamente anclada que puede haber aumentado involuntariamente por la cría selectiva. Lo mismo ocurre con los tumores de mastocitos, que muestran una acumulación llamativa en los boxeadores. También en este caso, los estudios de genética molecular sugieren que determinadas mutaciones, por ejemplo en el gen c-kit, desempeñan un papel central en el desarrollo de los tumores. Algunos de estos cambios genéticos pueden detectarse ahora mediante diagnósticos moleculares y abren nuevas vías para terapias dirigidas.

Además de estas causas genéticas firmemente establecidas, los cambios epigenéticos adquieren cada vez más importancia en la investigación de la biología tumoral. A diferencia de las mutaciones genéticas, las modificaciones epigenéticas no cambian la secuencia del material genético, sino que controlan la actividad de los genes mediante procesos bioquímicos reversibles. Entre ellos figuran la metilación del ADN, en la que se unen grupos metilo al ADN, silenciando así los genes, la modificación de las proteínas histonas , que regulan el empaquetamiento del ADN en el núcleo celular, y la expresión de microARN, que pueden inhibir específicamente la traducción de determinadas moléculas de ARNm. Estos procesos epigenéticos reaccionan de forma extremadamente sensible a estímulos externos y factores ambientales, lo que los convierte en un campo clave en la cuestión de cómo interactúan el medio ambiente y la genética en el desarrollo de tumores. En particular, influencias como los carcinógenos químicos, la inflamación crónica, los desequilibrios hormonales o la malnutrición pueden alterar permanentemente los patrones epigenéticos y contribuir así a la transformación maligna de las células. La reversibilidad de las modificaciones epigenéticas también las convierte en una prometedora diana terapéutica, que ya es objeto de intensas investigaciones en medicina humana y también se abre camino cada vez más en la investigación oncológica veterinaria.

Otro aspecto importante de la biología tumoral genética y epigenética se refiere a los tumores controlados hormonalmente. Las neoplasias de la glándula mamaria, los testículos y la glándula tiroides son especialmente relevantes en este caso. Estos tipos de tumores suelen estar estrechamente relacionados con el equilibrio hormonal del organismo y dependen de estímulos hormonales para su crecimiento y diferenciación. Por ejemplo, se sabe que las perras no esterilizadas tienen un riesgo significativamente mayor de desarrollar tumores mamarios, por lo que esta conexión se explica por la influencia de las hormonas sexuales femeninas en el tejido epitelial de la glándula mamaria. Las influencias hormonales también desempeñan un papel importante en los tumores testiculares, que se dan con mayor frecuencia sobre todo en los machos criptórquidos. Por otra parte, en los tumores de tiroides suele estar implicada una desregulación de los circuitos de retroalimentación hormonal, que puede provocar cambios proliferativos. Por consiguiente, en la oncología moderna se investigan cada vez más los receptores hormonales de las células tumorales para comprender mejor el potencial terapéutico del bloqueo o la modulación hormonales y poder utilizarlos de forma selectiva.

En conjunto, está claro que las predisposiciones genéticas, los mecanismos de control epigenético y las influencias hormonales forman una compleja red que determina el desarrollo y la progresión de las enfermedades tumorales en los animales domésticos. Descifrar esta red es uno de los mayores retos de la oncología veterinaria y, al mismo tiempo, una de las perspectivas más prometedoras para el desarrollo de nuevas formas individualizadas de diagnóstico y terapia. Un conocimiento más profundo de estos principios biológicos permite identificar precozmente a los animales con un mayor riesgo genético, tomar medidas preventivas, desarrollar terapias dirigidas y mejorar así sustancialmente el pronóstico de los perros y gatos enfermos de cáncer.

2.4   Diferencias con la oncología médica humana

En comparación con la medicina humana, la biología tumoral de los animales domésticos revela una serie de características específicas que no sólo son relevantes desde el punto de vista clínico, sino que también permiten extraer conclusiones fundamentales sobre la interacción de la genética, el entorno y el comportamiento en el contexto del desarrollo del cáncer. Una característica especialmente llamativa es la diferente incidencia espontánea de determinados tipos de tumores entre humanos y animales. Mientras que algunos tipos de cáncer son especialmente frecuentes en humanos, otros están sobrerrepresentados en perros y gatos, lo que apunta a características biológicas específicas de cada especie, así como a diferentes presiones ambientales, pautas de comportamiento y hábitos de vida. Por ejemplo, los mastocitomas, linfomas y osteosarcomas son mucho más frecuentes en perros que en humanos, mientras que los carcinomas hepáticos y pancreáticos son más raros en comparación. En los gatos, en cambio, el linfoma alimentario es especialmente frecuente, mientras que otras formas tumorales, como los carcinomas de tiroides, son relativamente raras. Estas diferencias no sólo permiten extraer conclusiones sobre las disposiciones genéticas específicas de cada raza o los factores de riesgo exógenos, sino que también posibilitan un análisis comparativo específico de la progresión de la enfermedad, la respuesta terapéutica y los patomecanismos moleculares.

Un aspecto destacado de la investigación tumoral veterinaria es la posibilidad de observar y analizar el curso natural de la enfermedad en los animales de compañía. A diferencia de los modelos tumorales inducidos artificialmente en la investigación con animales de laboratorio, los perros y gatos desarrollan sus enfermedades tumorales de forma espontánea, es decir, en condiciones reales, lo que los convierte en modelos especialmente valiosos para la oncología comparada. Esta disciplina, que se ocupa del solapamiento entre la investigación del cáncer en humanos y en veterinaria, es cada vez más importante. En muchos estudios traslacionales actuales, los animales de compañía, especialmente los perros, sirven de puente entre la investigación básica preclínica y la aplicación clínica en humanos. Debido a su diversidad genética, su similitud fisiológica con los procesos humanos y su desarrollo natural de la enfermedad, ofrecen un campo de investigación único para probar nuevos enfoques terapéuticos, identificar biomarcadores o comprender mejor las reacciones inmunológicas en el curso de las enfermedades oncológicas. La experiencia adquirida en oncología veterinaria no sólo revierte en el cuidado de los animales, sino que también supone una valiosa contribución al desarrollo ulterior de enfoques terapéuticos en medicina humana.

En este contexto, cabe destacar el creciente interés por formas innovadoras de terapia como la inmunoterapia, que se centra en la activación del propio sistema inmunitario del organismo para combatir las células tumorales. Los primeros estudios en perros con melanomas o linfomas malignos han demostrado que ciertas estrategias inmunomoduladoras desarrolladas originalmente para humanos también pueden ser notablemente eficaces en animales. Además, la eficacia y seguridad de nuevos fármacos se prueba en animales de compañía antes de utilizarlos en ensayos clínicos humanos, lo que permite a los animales participar en opciones terapéuticas avanzadas en una fase temprana y, al mismo tiempo, aumenta la relevancia de los resultados para la medicina humana.

Por todas estas razones, la biología tumoral en animales de compañía puede describirse como un campo de investigación dinámico y altamente interdisciplinar que combina la práctica clínica, la medicina molecular, la genética, la inmunología y la farmacología. Su objetivo central no es sólo mejorar la atención veterinaria individual, sino también ampliar nuestra comprensión de la carcinogénesis como proceso biológico global. La investigación de las vías de señalización celular, los cambios genéticos, las modificaciones epigenéticas y las interacciones inmunológicas constituye la base de una oncología veterinaria moderna y personalizada que se adapta a las necesidades individuales y a las condiciones biológicas de cada paciente.

Por tanto, comprender estos procesos no es sólo un ejercicio teórico, sino también una herramienta práctica que afina el diagnóstico, aclara la terapia y mejora de forma sostenible la calidad de vida de los animales afectados. Al mismo tiempo, la estrecha conexión con la medicina humana ofrece la oportunidad de utilizar los descubrimientos de ambas disciplinas de forma sinérgica y dar forma a la medicina del futuro, en la que los beneficios para los animales y los seres humanos estén igualmente en el centro de atención. Así pues, la biología tumoral constituye la base indispensable para todas las consideraciones clínicas, diagnósticas y terapéuticas posteriores, que se presentan con más detalle a continuación.

3. Epidemiología y factores de riesgo

3.1 Prevalencia e incidencia en la práctica de pequeños animales

El estudio epidemiológico del cáncer en animales de compañía es un componente esencial de la oncología veterinaria, ya que ayuda a reconocer patrones sistemáticos de distribución de la enfermedad, identificar factores de riesgo y desarrollar así estrategias preventivas y terapéuticas basadas en la evidencia. Se ocupa de la frecuencia, la distribución geográfica y demográfica y la evolución temporal de las enfermedades oncológicas en las poblaciones animales, por lo que constituye una interfaz crucial entre la práctica clínica, la investigación básica y la salud pública. A pesar de que la epidemiología veterinaria no tiene acceso a la misma densa red de bases de datos y sistemas de registro que la medicina humana, los análisis retrospectivos de casos, los datos de registros veterinarios, los datos patológicos rutinarios y los estudios clínicos están proporcionando información cada vez más fiable sobre la propagación y la dinámica de las enfermedades tumorales en perros y gatos.

Esto demuestra que la prevalencia y la incidencia de las enfermedades oncológicas están significativamente influidas por factores específicos de la especie, de la raza, del sexo y dependientes de la edad y el entorno. En general, se considera que los perros están más afectados por neoplasias malignas que los gatos, aunque existen diferencias considerables en la susceptibilidad tumoral dentro de la especie. La correlación entre la edad y el riesgo de cáncer es especialmente llamativa. La probabilidad de tumores en los perros aumenta significativamente con la edad. Estudios realizados en Estados Unidos y Europa muestran que el cáncer es una de las causas más comunes de muerte en perros mayores de diez años y es responsable de alrededor del 45% de las muertes en animales de edad avanzada. Las razas grandes y de crecimiento rápido son especialmente propensas a ciertos tipos de tumores, como el osteosarcoma en el Gran Danés y el hemangiosarcoma en el Golden Retriever.

El cáncer también es una de las principales causas de muerte en los gatos, aunque los patrones epidemiológicos difieren de los de los perros. Los gatos parecen desarrollar tumores benignos con menos frecuencia, lo que significa que la presencia de una masa se asocia más a menudo con un cambio maligno. Este hecho subraya la importancia de un diagnóstico precoz y exhaustivo en los pacientes felinos, sobre todo porque muchos tumores felinos tienen una biología agresiva y se hacen sintomáticos tarde. El linfoma maligno, el carcinoma de células escamosas - por ejemplo en la membrana mucosa de la boca - y los adenocarcinomas de la glándula mamaria son particularmente comunes en gatos. Estos últimos muestran una tasa de malignidad significativamente mayor en comparación con los perros en , lo que a su vez habla a favor de la importancia de la castración como medida preventiva, ya que las influencias hormonales tienen un impacto significativo en el riesgo de desarrollo.

Además de los factores biológicos, las condiciones de cría, el comportamiento alimentario, la exposición a toxinas ambientales y el acceso a la atención veterinaria también desempeñan un papel importante en el perfil epidemiológico de las enfermedades oncológicas. Los estudios demuestran que los animales que viven en zonas urbanas y están expuestos con mayor frecuencia a la contaminación ambiental, como los gases de escape o el humo del tabaco, tienen un mayor riesgo de desarrollar determinados tumores. Las infecciones crónicas, por ejemplo con el virus de la leucemia felina o el virus de la inmunodeficiencia felina, también pueden favorecer el desarrollo de enfermedades malignas como los linfomas, por lo que tienen relevancia tanto infecciosa-epidemiológica como oncológica.

Los resultados de la epidemiología veterinaria no sólo son importantes para cada animal, sino también para el desarrollo de la sanidad veterinaria en su conjunto. Proporcionan la base para programas de prevención específicos, estrategias de cría para reducir los factores de riesgo genético y recomendaciones científicamente sólidas para la detección precoz de tumores. Además, permiten evaluar las tendencias futuras, por ejemplo en lo que respecta a la influencia del cambio demográfico en la población de animales domésticos , el aumento de la esperanza de vida o el impacto de nuevos factores medioambientales en el espectro de enfermedades oncológicas.

3.2 Disposiciones relacionadas con la raza y riesgos genéticos

Un aspecto epidemiológico especialmente revelador en oncología veterinaria es la predisposición específica de raza, que puede observarse como una acumulación significativa de determinadas enfermedades tumorales dentro de razas caninas específicas. Estas predisposiciones determinadas genéticamente son el resultado de complejos procesos de selección en el marco de la cría organizada y se basan en la reproducción selectiva de determinadas características externas, que, sin embargo, a menudo se relacionan involuntariamente con factores genéticos de riesgo de enfermedades tumorales. El registro sistemático de estas predisposiciones no sólo proporciona información valiosa para la investigación causal, sino que también ofrece puntos de partida concretos para la prevención individualizada, las medidas de detección precoz selectiva y las estrategias de prevención de la cría.

Estas predisposiciones específicas de cada raza son especialmente evidentes en los tumores del sistema hematopoyético y del tejido mesenquimal. Los bóxer, los labradores y los golden retriever tienen una incidencia de mastocitomas superior a la media en , y las variantes agresivas de este tipo de tumor son más frecuentes en estas razas caninas. Las características biológicas de estos tumores pueden variar desde cambios cutáneos benignos de crecimiento lento hasta neoplasias metastásicas de gran malignidad, lo que hace necesario un seguimiento clínico regular, especialmente en animales predispuestos.

Por otra parte, los perros pastores se ven afectados con especial frecuencia por los hemangiosarcomas, una forma agresiva de tumor que se origina principalmente en el endotelio vascular y que suele manifestarse en el bazo, el hígado o la aurícula. Estos tumores se caracterizan por un alto riesgo de hemorragia interna y a menudo sólo se descubren cuando ya se presentan síntomas agudos que ponen en peligro la vida.

La predisposición genética es aún más pronunciada en el osteosarcoma, que se da preferentemente en razas de perros grandes y gigantes como el gran danés, el lobero irlandés, el san Bernardo o el rottweiler. Este tipo de tumor es conocido por su gran agresividad, su rápida metástasis, sobre todo a los pulmones, y su mal pronóstico, incluso con un diagnóstico precoz y un tratamiento agresivo. La especial susceptibilidad de estas razas al osteosarcoma no puede explicarse únicamente por las tensiones biomecánicas que sufren las grandes estructuras óseas, sino que también apunta a una predisposición genética profundamente arraigada que apenas se ha abordado mediante la cría en las últimas décadas.

El conocimiento de estos riesgos específicos de cada raza es de gran importancia práctica para los veterinarios, ya que permite un seguimiento más intensivo dentro de las poblaciones en peligro y una evaluación más diferenciada incluso de los cambios clínicos más sutiles. Los diagnósticos precoces, como las técnicas de imagen, la citología o los análisis histológicos, pueden utilizarse de forma selectiva para mejorar el pronóstico e iniciar el tratamiento a tiempo. Además, esto también da lugar a una responsabilidad ética y de política sanitaria por parte de las asociaciones de cría para tomarse en serio los riesgos genéticos y minimizarlos mediante medidas adecuadas de control de la cría.

En los gatos también pueden darse ciertas predisposiciones tumorales, aunque los datos científicos al respecto son mucho menos amplios que en los perros. Los estudios sugieren que los gatos persas tienen una mayor incidencia de tumores en la nasofaringe, lo que puede estar relacionado con la forma específica de su cabeza, los llamados rasgos braquicefálicos. También se sospecha que existe una predisposición genética a los linfomas malignos en los gatos siameses, aunque todavía se carece en gran medida de datos epidemiológicos fiables a largo plazo. Sin embargo, la evidencia disponible hasta la fecha es suficiente para agudizar la conciencia clínica en estas razas y para tomar medidas de diagnóstico diferencial precoz en los casos sospechosos.

El fibrosarcoma asociado a la vacunación, un tumor de tejidos blandos altamente maligno asociado a ciertos lugares de inyección, también desempeña un papel especialmente importante en la oncología felina. Este tumor suele aparecer en lugares donde los gatos son vacunados de forma rutinaria - especialmente en la zona del cuello o del hombro - y se describió sistemáticamente por primera vez en la década de 1990. Se supone que la reacción inflamatoria crónica a la inyección de ciertos adyuvantes puede promover una transformación del tejido conectivo circundante. Aunque la aparición de este tipo de tumor es poco frecuente, ha dado lugar a debates de gran alcance en la práctica veterinaria sobre la seguridad de las vacunas, la selección de los lugares de inyección adecuados y la necesidad de formas alternativas de aplicación. Ahora se recomienda que las vacunas se administren en las extremidades periféricas o por vía subcutánea en la zona posterior del muslo siempre que sea posible para facilitar la extirpación quirúrgica completa en caso de crecimiento tumoral.

En general, la disposición específica de las razas para las enfermedades tumorales en perros y gatos ilustra la gran importancia de los factores genéticos en el desarrollo de tumores y, al mismo tiempo, muestra el potencial de las medidas preventivas específicas y de control de . La recopilación y evaluación sistemática de tales patrones epidemiológicos no sólo contribuye a la mejora de la atención veterinaria individual, sino también a la promoción de la salud a largo plazo dentro de las propias poblaciones. Constituye la base de las estrategias de cría orientadas al futuro, los procedimientos de diagnóstico precoz y la medicina veterinaria preventiva, que se basa cada vez más en la evaluación del riesgo genético y la atención personalizada.

3.3 Factores medioambientales, nutrición e influencias de la cría

Además de las influencias genéticas, los factores ambientales desempeñan un papel decisivo en el desarrollo del cáncer en los animales de compañía. Numerosas observaciones y estudios científicos indican que determinadas influencias externas pueden aumentar significativamente el riesgo de desarrollo de tumores. Los animales afectados suelen estar expuestos a estas influencias durante largos periodos de tiempo sin que sus dueños sean conscientes de las posibles consecuencias para su salud. La relación entre el medio ambiente y el cáncer no se limita a factores individuales, sino que resulta de la compleja interacción de diversas tensiones que pueden reforzarse mutuamente.

Existe una relación especialmente clara entre la exposición a sustancias nocivas y la aparición de determinados tipos de cáncer. Los perros que viven en hogares con fumadores no sólo inhalan pasivamente el humo del tabaco, sino que también absorben las sustancias cancerígenas que contiene a través de la piel y las mucosas. El tracto respiratorio superior es especialmente sensible: se han descrito tumores nasales en perros de nariz larga y tumores pulmonares en razas de nariz corta. El humo del tabaco también tiene un efecto negativo indirecto en los gatos: Se acicalan con frecuencia el pelaje y en el proceso absorben los contaminantes que se han depositado en él procedentes del aire interior. Estas toxinas entran en el organismo a través de la mucosa y pueden provocar cambios celulares que contribuyen al desarrollo de tumores. Otras toxinas ambientales, como pesticidas, disolventes, retardantes de llama o determinados productos de limpieza doméstica, también pueden absorberse por contacto directo o a través de los alimentos y tener efectos cancerígenos. En algunos casos, la exposición repetida a dosis bajas basta para aumentar el riesgo a largo plazo.

Otro factor medioambiental que a menudo se subestima es la exposición al sol. El riesgo de los denominados tumores cutáneos inducidos por los rayos UV aumenta significativamente, sobre todo en gatos de pelaje claro o blanco a los que les gusta pasar tiempo al aire libre con regularidad. La exposición intensa o repetida a los rayos UV puede provocar la aparición de carcinomas de células escamosas, especialmente en zonas del cuerpo con poco pelo, como los bordes de las orejas, la nariz o los párpados. Estos tumores suelen ser discretos en sus primeras fases, pero tienden a extenderse a capas más profundas del tejido si no se tratan. La exposición directa al sol también puede aumentar el riesgo de cáncer de piel en perros de piel clara o pelo corto y fino, sobre todo si permanecen habitualmente en zonas al aire libre expuestas al sur.

Además de los factores ambientales químicos y físicos, la nutrición se está convirtiendo cada vez más en el centro de atención de la investigación como posible influencia promotora o protectora del cáncer. Aunque los datos científicos en medicina veterinaria aún no son tan completos como en medicina humana, cada vez hay más pruebas de que ciertos aditivos para piensos, conservantes o dietas inadecuadamente equilibradas podrían aumentar el riesgo de enfermedades tumorales. Una dieta desequilibrada, que provoca síntomas carenciales, puede alterar el metabolismo celular y debilitar las defensas contra las células malignas. La conexión entre la obesidad y los tumores hormonodependientes, como los tumores mamarios en hembras no esterilizadas o los tumores de próstata en machos de edad avanzada, también parece ser especialmente relevante. El sobrepeso no sólo altera el equilibrio hormonal, sino que también favorece los procesos inflamatorios en el organismo, que a su vez se consideran un factor de riesgo para el desarrollo de ciertos tipos de cáncer.

La forma en que viven y se mantienen los animales también influye en su riesgo individual de cáncer. Los animales que están permanentemente encerrados y reciben poco ejercicio físico son más propensos a sufrir alteraciones metabólicas, obesidad y un sistema inmunitario debilitado. La falta de actividad física afecta, entre otras cosas, a la regulación hormonal, el flujo sanguíneo a los tejidos y el funcionamiento de los mecanismos de reparación del propio organismo. Al mismo tiempo, una higiene inadecuada puede aumentar el riesgo de inflamación crónica -por ejemplo, en la zona de la piel o las mucosas-, lo que a su vez se considera un factor que favorece los cambios celulares malignos. Los estados inflamatorios crónicos conducen a la formación constante de nuevas células, lo que aumenta la probabilidad de errores en la división celular y, por tanto, puede contribuir al desarrollo de tumores.

En general, está claro que las interacciones entre el entorno, el comportamiento y la biología celular son extremadamente complejas y no pueden reducirse a factores individuales. Más bien surge un perfil de riesgo holístico, que consiste en la suma de varias influencias pequeñas cuyos efectos se suman a lo largo de la vida del animal. Por esta razón, la prevención integral, que no sólo tiene en cuenta las disposiciones genéticas, sino que también incluye las condiciones ambientales, la dieta, el ejercicio y la cría, es de crucial importancia. El diseño consciente del entorno vital, la evitación de sustancias nocivas conocidas, el control del peso corporal y una cría adecuada a la especie pueden contribuir significativamente a reducir el riesgo de tumores en los animales de compañía y, al mismo tiempo, mejorar su calidad de vida a largo plazo.

3.4 Aspectos relacionados con la edad y cambios en el estado hormonal

Otro factor que influye significativamente en el desarrollo del cáncer en los animales de compañía es la constitución hormonal, es decir, el estado hormonal del animal respectivo. Las hormonas controlan diversos procesos biológicos, como el crecimiento, la maduración y la renovación de los tejidos. Estos mecanismos de control hormonal son esenciales para el funcionamiento normal del organismo, pero también pueden contribuir al desarrollo de ciertos tipos de tumores si están alterados o son excesivos. Esta relación es especialmente evidente en los tumores hormonodependientes, es decir, aquellos cuyo crecimiento se ve favorecido por determinadas hormonas sexuales como los estrógenos, la progesterona o la testosterona.

En las perras, el desarrollo de tumores mamarios -es decir, tumores de las glándulas mamarias- está estrechamente relacionado con los niveles hormonales. Los estudios demuestran que las perras no esterilizadas de tienen un riesgo significativamente mayor de desarrollar este tipo de tumores a lo largo de su vida. Este riesgo aumenta con cada ciclo de celo, ya que las glándulas mamarias están regularmente bajo la influencia de las hormonas sexuales femeninas, que estimulan el cambio y el crecimiento del tejido. Sin embargo, si se esteriliza a una perra antes del primer o segundo celo como muy tarde, el riesgo de tumores mamarios se reduce a una fracción del valor original. Este efecto preventivo de la esterilización está bien documentado médicamente y a menudo se utiliza en la práctica veterinaria como argumento a favor de la esterilización temprana, siempre que no se prevea un uso reproductivo.

También existe una correlación similar en los perros machos no castrados, que tienen un mayor riesgo de desarrollar tumores testiculares. Los animales con la denominada retención testicular, en la que uno o ambos testículos no han descendido completamente al escroto, se ven especialmente afectados. Estos testículos suelen situarse entonces en la cavidad abdominal o en el canal inguinal, donde la temperatura más elevada en comparación con el tejido del escroto modifica la estructura celular y favorece el desarrollo de tumores. También existe una conexión entre el estado hormonal y el desarrollo de ciertos tumores en gatos mayores, especialmente en la próstata o en las glándulas de la piel. La esterilización también puede ayudar a reducir el riesgo de cáncer en estos casos, aunque los datos científicos al respecto son menos amplios en el caso de los gatos que en el de los perros.

Por lo tanto, la decisión a favor o en contra de la castración no debe tomarse únicamente desde el punto de vista de la reproducción o del control del comportamiento, sino también teniendo en cuenta el riesgo para la salud a largo plazo, especialmente en el ámbito de la prevención de tumores. Además de los aspectos oncológicos, la constitución hormonal también influye en el comportamiento, el metabolismo, el desarrollo del peso y otros parámetros relevantes para la salud, por lo que es aconsejable una evaluación individual con el veterinario en cada caso concreto.

La edad es un factor de riesgo igualmente importante para el desarrollo de tumores. A medida que los perros y gatos envejecen, la probabilidad de desarrollar cáncer aumenta significativamente. Esto puede explicarse por varios mecanismos biológicos. En primer lugar, el estrés externo -como las toxinas ambientales, la radiación o las infecciones- tiene un efecto acumulativo en el organismo a lo largo de toda la vida. Esto significa que cuanto más vive un animal, mayor es la probabilidad de que sus células estén expuestas a influencias nocivas a lo largo del tiempo, lo que puede provocar mutaciones en el material genético.

Por otra parte, los procesos internos de las células también cambian con la edad. La capacidad de las células para reconocer y reparar daños en el ADN disminuye. Esta conduce a una creciente inestabilidad del material genético, que constituye la base de la división celular incontrolada y, por tanto, del crecimiento tumoral. Al mismo tiempo, disminuye el control del ciclo celular, lo que significa que las células defectuosas o degeneradas se detienen o eliminan con menos fiabilidad. El sistema inmunitario, que normalmente desempeña un papel importante en el reconocimiento y la eliminación de las células tumorales, también pierde eficacia con la edad. Esta llamada senescencia inmunitaria dificulta la defensa del organismo contra las células malignas, permitiendo que se multipliquen y propaguen sin obstáculos.

Todos estos procesos hacen que los animales de edad avanzada tengan un riesgo significativamente mayor de padecer cáncer. Por este motivo, los cuidados preventivos son especialmente importantes para los perros y gatos mayores.

Las revisiones veterinarias periódicas -idealmente una vez al año o incluso con mayor frecuencia si existen factores de riesgo conocidos- permiten reconocer cambios patológicos en una fase temprana, incluso antes de que se manifiesten clínicamente. Los métodos de diagnóstico modernos, como los análisis de sangre, los procedimientos de diagnóstico por imagen y los análisis de marcadores tumorales específicos, ayudan a detectar a tiempo incluso tumores invisibles o asintomáticos.

El diagnóstico precoz mejora las opciones de tratamiento en muchos casos y puede contribuir decisivamente a mejorar la calidad y prolongar la vida del animal afectado . La prevención oncológica en la vejez es, por tanto, un componente central de la tenencia responsable de animales de compañía y debería ser tan habitual como las vacunaciones, el control de parásitos o los cuidados dentales. Con el aumento de la esperanza de vida de nuestras mascotas -que aumenta constantemente gracias a la mejora de la atención médica-, este aspecto será aún más importante en el futuro.

4. Síntomas clínicos y progresión del cáncer

4.1 Detección precoz y síntomas clínicos clave

Los síntomas clínicos del cáncer en los animales de compañía plantean un reto diagnóstico particular porque varían mucho, a menudo son inespecíficos y con frecuencia sólo son claramente reconocibles al final del curso de la enfermedad. A diferencia de los humanos, que pueden expresar el dolor o el malestar con palabras, los veterinarios dependen de interpretar cuidadosamente los sutiles cambios físicos o de comportamiento y situarlos en un contexto diagnóstico diferenciado. Esto requiere no sólo experiencia y atención por parte de los especialistas, sino también un alto grado de sensibilidad y observación por parte de los dueños de las mascotas. Y es que el cáncer suele comenzar con pequeños cambios, aparentemente insignificantes, en el comportamiento, la ingesta de alimentos o la actividad física, que pueden pasarse por alto o malinterpretarse con facilidad.

Un elemento central de la detección precoz de tumores es el conocimiento de los principales síntomas y manifestaciones orgánicas típicos, junto con la conciencia de que la manifestación real de los síntomas depende en gran medida de la localización, el tamaño, la dinámica de crecimiento y la actividad biológica del tumor. Los signos visibles o palpables más comunes incluyen bultos, hinchazones o crecimientos circunferenciales en la piel, el tejido subcutáneo o en zonas del cuerpo de fácil acceso como la ingle, la axila o el pecho. Estos cambios suelen caracterizarse por una consistencia firme, una delimitación irregular del tejido circundante y un aumento de tamaño lento pero constante. Estos tumores no suelen ser dolorosos en las fases iniciales y, al principio, apenas afectan al estado general del animal, por lo que pasan desapercibidos o se clasifican erróneamente como alteraciones cutáneas inofensivas, lipomas o quistes. Sin embargo, la incidencia de tumores cutáneos y subcutáneos es especialmente elevada en los perros, por lo que su palpación periódica como parte de los cuidados domiciliarios es especialmente importante.

Los tumores internos, en cambio, no suelen manifestarse hasta fases más avanzadas o cuando perjudican la función de los órganos por su tamaño, localización o crecimiento infiltrante. Por ejemplo, los tumores del tracto gastrointestinal a menudo sólo se manifiestan clínicamente cuando provocan trastornos digestivos persistentes, pérdida de apetito, vómitos crónicos o pérdida de peso. Los tumores abdominales, por ejemplo en el hígado, el bazo o el páncreas, pueden causar síntomas agudos debido a la presión sobre los órganos circundantes, hemorragias o roturas, que se manifiestan en reacciones de dolor, apatía repentina o síntomas circulatorios. En los gatos en particular, la enfermedad tumoral suele manifestarse en forma de síntomas generales inespecíficos, como una menor ingesta de alimentos, un mayor comportamiento de retraimiento, una mayor duración del sueño o un comportamiento social inusual. En la vida cotidiana, estos cambios no suelen asociarse a una enfermedad grave y, por tanto, sólo conducen a una consulta veterinaria tardía.

Otros indicios clínicos importantes de una posible enfermedad tumoral pueden ser heces sanguinolentas o alteradas, dificultad respiratoria, tos crónica, cojera sin causa identificable, anomalías neurológicas u olor perceptible por la boca o los orificios. Sin embargo, estos síntomas sólo suelen aparecer cuando el tumor ya ha alcanzado un tamaño relevante o un efecto sistémico. En muchos casos, el estado general ya está deteriorado en ese momento, lo que complica aún más el pronóstico.

Por lo tanto, las revisiones veterinarias periódicas son de vital importancia para la detección precoz, y lo ideal es complementarlas con una historia clínica detallada, un examen clínico general, palpación, diagnósticos de laboratorio y, si es necesario, procedimientos de diagnóstico por imagen. La atención a los cambios en el comportamiento o el aspecto físico del animal, la voluntad de aclarar las cosas en una fase temprana y un ojo entrenado para detectar síntomas aparentemente banales son cruciales para detectar tumores antes de que alcancen la fase final . Sólo con una actitud vigilante de este tipo se puede alcanzar el objetivo de diagnosticar a tiempo el cáncer en los animales de compañía para poder iniciar las medidas terapéuticas más eficaces y garantizar la calidad de vida del animal a largo plazo.

4.2 Manifestaciones relacionadas con órganos y cursos atípicos

Los cambios de comportamiento también son una señal diagnóstica importante, aunque a menudo subestimada, de la posible presencia de un tumor en los animales de compañía. Los animales con dolor crónico, sensación de presión interna o sensación general de enfermedad tienden a retraerse, interactuar menos o pasar más tiempo descansando. Duermen más, muestran menos ganas de jugar y hacer ejercicio o desarrollan una mayor irritabilidad. Para muchos propietarios de mascotas, estos cambios son difíciles de clasificar, ya que no son específicos del cáncer, sino que también pueden producirse en otras enfermedades sistémicas o crónicas. No obstante, son de gran importancia, ya que a menudo se encuentran entre los primeros signos que se aprecian en el comportamiento cotidiano. Por lo tanto, es esencial una aclaración veterinaria cuidadosa para identificar la causa de estos cambios de comportamiento y, en caso necesario, evitar pasar por alto una enfermedad oncológica.

En casos especialmente sensibles, los síntomas afectan también al sistema nervioso central. Los animales con tumores cerebrales u otras neoplasias del sistema nervioso central pueden desarrollar anomalías neurológicas. Entre ellas se incluyen, por ejemplo, trastornos del equilibrio, las llamadas ataxias, movimientos descoordinados, convulsiones o cambios de comportamiento inusuales como apatía, agresividad o desorientación. Una cabeza inclinada también puede ser indicio de una enfermedad tumoral neurológica.

Estas alteraciones requieren un diagnóstico diferenciado y normalmente complejo, en particular mediante procedimientos de imagen como la resonancia magnética o la tomografía computerizada, ya que los síntomas clínicos por sí solos no suelen bastar para determinar la causa exacta.

Otro síntoma observado con frecuencia en las enfermedades tumorales es una creciente falta de rendimiento o intolerancia al ejercicio. Animales que antes disfrutaban haciendo ejercicio muestran de repente falta de interés por salir a pasear, se niegan a jugar o necesitan descansar más de lo habitual. Esta disminución de la resistencia física también puede manifestarse en forma de falta de aliento, respiración acelerada o mayor necesidad de descanso. En los animales de más edad, en particular, existe el riesgo de que estos cambios se interpreten erróneamente como signos normales de la edad . Esto lleva a menudo a que el esclarecimiento veterinario se realice demasiado tarde, aunque un diagnóstico precoz permitiría un pronóstico significativamente mejor para muchos tipos de tumores. Por tanto, el error de equiparar la debilidad asociada a la edad con una progresión inofensiva puede tener graves consecuencias si detrás hay una enfermedad tumoral tratable.

Sin embargo, además de los síntomas generales inespecíficos, también hay tipos de tumores que presentan manifestaciones clínicas muy específicas. Los tumores mamarios en perras y gatas se manifiestan típicamente como bultos palpables a lo largo de las glándulas mamarias. Estos bultos pueden ser duros o irregulares, ulcerarse o inflamarse e incluso ser purulentos. Con la enfermedad avanzada, el tejido circundante suele ser doloroso y el tumor puede infiltrarse en las estructuras vecinas. La extirpación quirúrgica a tiempo de los tumores pequeños que aún no han hecho metástasis ofrece buenas posibilidades de recuperación en muchos casos.

Los tumores de la cavidad oral, como los melanomas malignos o los carcinomas de células escamosas, suelen manifestarse a través de un mal aliento persistente, aumento de la salivación, dificultad para tragar y masticar o saliva sanguinolenta. Los animales afectados a menudo muestran una ingesta de alimentos unilateral, salivan al comer o evitan los alimentos sólidos. Como la cavidad bucal no suele inspeccionarse a fondo durante los cuidados diarios, estos tumores pasan desapercibidos durante mucho tiempo, aunque pueden destruir rápidamente el tejido circundante debido a su naturaleza agresiva.

En cambio, los tumores óseos, especialmente los osteosarcomas, suelen causar cojera claramente visible, hinchazón y dolor intenso en las extremidades afectadas. Este dolor puede ser intermitente al principio, pero aumenta de intensidad con el tiempo y, finalmente, apenas responde a los analgésicos. Estas cojeras deben tomarse siempre en serio y no equipararse apresuradamente a dolencias artríticas o simples distensiones, sobre todo si aumentan en poco tiempo o van acompañadas de cambios palpables en el hueso.

En cambio, los linfomas suelen caracterizarse por un agrandamiento generalizado de los ganglios linfáticos. Este agrandamiento suele afectar a varios ganglios linfáticos simultáneamente y en muchos casos se dispone de forma simétrica, por ejemplo en la zona inguinal, en el cuello o bajo las axilas. Puede ir acompañado de síntomas inespecíficos como pérdida de apetito, fiebre, fatiga o pérdida de peso. Como los linfomas suelen ser sistémicos, también se ven afectados órganos internos como el hígado, el bazo o la médula ósea, lo que puede dar lugar a diversos síntomas adicionales.

En general, las manifestaciones clínicas de las enfermedades tumorales en los animales de compañía son muy diversas. Van desde cambios sutiles en el comportamiento hasta síntomas claros y localizados. La clave del éxito en el diagnóstico y el tratamiento es una combinación de observación atenta, examen veterinario adecuado y el uso específico de métodos de diagnóstico modernos. Sólo así se garantiza que los animales afectados reciban una atención oportuna y adecuada y disfruten de la mayor calidad de vida posible a pesar de su enfermedad.

4.3 Diferencias en los síntomas entre perros y gatos

Las diferencias específicas de cada especie en los síntomas clínicos de los tumores son de gran relevancia práctica, ya que tienen una influencia significativa en la detección precoz, la evaluación diagnóstica y, en última instancia, también en las decisiones de tratamiento. Perros y gatos difieren no sólo en su biología y comportamiento, sino también en la forma en que manifiestan dolor, malestar o cambios patológicos. Este comportamiento expresivo diferente tiene un impacto directo en el diagnóstico veterinario y requiere un enfoque específico para cada especie.

En general, los perros presentan síntomas más claros y a menudo reconocibles precozmente. Los signos clínicos son relativamente evidentes en muchos tipos de tumores: la cojera en tumores óseos como el osteosarcoma se produce rápidamente, a medida que los animales descargan las extremidades afectadas, adoptan posturas protectoras o reaccionan al esfuerzo emitiendo sonidos de dolor como quejidos o aullidos. Los tumores cutáneos o subcutáneos, frecuentes en los mastocitomas, por ejemplo, se descubren relativamente pronto debido a su visibilidad y palpabilidad.

Estos tumores aparecen como bultos firmes, cambian de forma y tamaño y suelen ir asociados a enrojecimiento, picor o signos locales de inflamación. Muchos perros reaccionan de forma sensible al tacto o a la presión en la zona afectada, lo que facilita el diagnóstico. Los cambios de comportamiento también suelen ser apreciables en los perros: una disminución de la alegría de movimiento, inquietud, aumento del jadeo o posturas corporales llamativas pueden indicar un tumor doloroso y conducir a una consulta veterinaria comparativamente temprana.

Los gatos, en cambio, suelen ocultar las enfermedades durante mucho tiempo. Esto se debe no sólo a su tendencia evolutiva a ser discretos respecto al dolor, sino también a su capacidad para compensar las molestias durante largos periodos de tiempo. La reducción del apetito, el aumento del retraimiento, la alteración de los hábitos de sueño o el deterioro gradual de la condición física son signos típicos pero muy sutiles que fácilmente se pasan por alto o se interpretan erróneamente como relacionados con la edad. Incluso en el caso de tumores internos, los gatos no suelen mostrar síntomas específicos hasta bien avanzada la enfermedad. Esta sintomatología tardía significa que los tumores en los gatos a menudo sólo se diagnostican en una fase avanzada, lo que limita las opciones terapéuticas y empeora significativamente el pronóstico. Por lo tanto, la observación cuidadosa por parte de los propietarios y las revisiones periódicas son especialmente importantes en los gatos para reconocer los cambios en una fase temprana.

Un ejemplo particularmente específico de los gatos es el fibrosarcoma asociado a vacunas. Este tipo de tumor se desarrolla preferentemente en los puntos de inyección, sobre todo en la zona del cuello o los hombros, y aparece inicialmente como una hinchazón bajo la piel que crece lentamente y suele ser indolora. Debido a su consistencia firme y a su lento crecimiento, estas alteraciones no suelen tomarse en serio o se confunden con reacciones inofensivas. Sin embargo, lo complicado del fibrosarcoma asociado a vacunas es su biología agresiva: a pesar de ser inicialmente inofensivos, estos tumores tienden a crecer de forma infiltrante, a menudo son difíciles de extirpar por completo quirúrgicamente y tienen un alto riesgo de recidiva local. Por lo tanto, la identificación precoz de este tipo de alteraciones requiere no sólo un ojo especialmente entrenado, sino también un buen conocimiento de las formas tumorales típicas de los gatos. En la práctica veterinaria, esto ha llevado al desarrollo de nuevas técnicas de vacunación, a la modificación de los lugares de aplicación y a la recomendación de un seguimiento cuidadoso de los lugares de inyección.

En resumen, puede decirse que los síntomas de las enfermedades tumorales son muy específicos de cada especie. Mientras que los perros suelen mostrar claros signos físicos o de comportamiento en una fase temprana, muchas enfermedades tumorales de los gatos son inicialmente silenciosas o apenas se perciben desde el exterior. Esto requiere diagnósticos especialmente diferenciados, adaptados a las respectivas especies animales, y un alto nivel de atención a los cambios aparentemente banales. Sólo mediante este enfoque diferenciado pueden detectarse a tiempo los tumores en ambas especies y tratarse con las medidas terapéuticas adecuadas.

4.4 Comportamiento y dolor como indicadores de diagnóstico

El papel del dolor como característica diagnóstica y pronóstica en las enfermedades tumorales de los animales de compañía difícilmente puede sobrestimarse. El dolor es un elemento central de la experiencia subjetiva de la enfermedad, pero los animales no tienen la capacidad de comunicarlo directamente. Por lo tanto, es crucial reconocer las señales sutiles e interpretarlas correctamente. Muchos animales no muestran dolor abiertamente, sino que se comportan con cautela o cambian su comportamiento de forma sutil. Los signos típicos pueden ser la evitación de ciertos movimientos, la protección de regiones corporales concretas, el cese repentino de actividades familiares o la adopción de posturas inusuales al tumbarse o sentarse. La pérdida de apetito, el aumento del lamido de determinadas partes del cuerpo o las vocalizaciones al tacto son también signos graves de dolor, que también puede estar relacionado con el tumor.

El dolor tumoral puede desencadenarse por la infiltración directa del tejido, por la presión sobre nervios u órganos o por las reacciones inflamatorias que lo acompañan. No sólo es una cuestión central para la calidad de vida del animal afectado, sino que también tiene consecuencias directas para la evaluación de la dinámica de la enfermedad y el éxito terapéutico. Un animal que no sufre dolor a pesar de que la enfermedad está avanzada y come con normalidad, se mueve y muestra interacción social se encuentra en una posición de partida pronóstica diferente a la de un animal con dolor intenso y no tratado. Por este motivo, un tratamiento coherente del dolor no es sólo una cuestión de bienestar animal, sino también una parte integral de los cuidados oncológicos. El reconocimiento y el tratamiento adecuados del dolor no sólo mejoran el bienestar, sino que también pueden influir positivamente en síntomas secundarios como la inapetencia, el estrés o el debilitamiento inmunológico.

Otra característica relevante para el diagnóstico y el pronóstico es la dinámica de desarrollo del tumor. Muchos tumores crecen durante semanas o meses de forma casi asintomática. Los adenocarcinomas bien diferenciados, por ejemplo, que se desarrollan en el tejido glandular, o los liposarcomas, que surgen del tejido adiposo, suelen desarrollarse lentamente y sólo causan anomalías clínicas en una fase tardía. Estos tumores pueden pasar desapercibidos durante mucho tiempo si no se descubren por casualidad durante un examen rutinario o sólo se hacen visibles debido a un aumento de tamaño o a un deterioro funcional. Por el contrario, existen formas tumorales muy agresivas, como el hemangiosarcoma o el linfoma de células pequeñas, que pueden diseminarse en muy poco tiempo y provocar un deterioro repentino del estado general. En estos casos, suelen producirse crisis agudas desencadenadas por hemorragias internas, fallos orgánicos o reacciones sistémicas.

El curso de una enfermedad tumoral rara vez es lineal. Por el contrario, los veterinarios suelen observar un patrón ondulatorio de fases estables, deterioro gradual, complicaciones agudas y remisiones ocasionales, durante las cuales el animal vuelve a parecer normal temporalmente. Estas fluctuaciones requieren una atención flexible y continuamente adaptada, así como un alto nivel de comunicación entre los propietarios de las mascotas y los profesionales veterinarios. Las decisiones terapéuticas deben revisarse periódicamente y adaptarse al estado cambiante del animal. Evaluar cuándo es adecuada la terapia, cuándo deben priorizarse las medidas paliativas o cuándo el animal está sufriendo y su calidad de vida ya no está garantizada requiere un enfoque sensible e individualizado.

En general, está claro que los síntomas del cáncer en los animales de compañía son extremadamente variados y muy individualizados. Algunos animales no muestran síntomas durante mucho tiempo, aunque ya exista un tumor, mientras que otros reaccionan muy pronto con síntomas complejos y multifactoriales. El reto para la práctica veterinaria reside en la integración de toda la información disponible: los hallazgos de la exploración física, las observaciones conductuales, los valores de laboratorio, el diagnóstico por imagen y las pruebas anamnésicas deben evaluarse en el cuadro general. El truco consiste en traducir estas indicaciones, a menudo inespecíficas, en una comprensión diagnóstica global diferenciada y extraer las conclusiones correctas.

Esto requiere no sólo conocimientos médicos, sino también un alto grado de empatía, capacidad de observación y experiencia. Especialmente en oncología, donde muchas decisiones deben tomarse en el contexto de cada caso individual y no según un esquema rígido, son cruciales una estrecha colaboración con los propietarios de los animales, una comunicación precisa sobre los objetivos del tratamiento y una reevaluación continua del cuadro clínico. Esta es la única forma de garantizar que los animales con enfermedades tumorales reciban una atención no sólo médicamente sólida, sino también éticamente responsable y centrada en su calidad de vida.

5. Procedimientos diagnósticos en oncología veterinaria

El diagnóstico del cáncer en los animales de compañía requiere un enfoque estructurado y metodológicamente diverso. El objetivo es diferenciar entre cambios benignos y malignos, determinar el tipo y origen del tumor, establecer su extensión y posibles metástasis y permitir un pronóstico bien fundamentado. El diagnóstico oncológico veterinario se basa en una combinación de examen clínico, procedimientos de diagnóstico por imagen, análisis citológicos e histopatológicos, aclaraciones médicas de laboratorio y, cada vez más, instrumentos genéticos y digitales. A continuación se describen en detalle los procedimientos más importantes.

5.1 Técnicas generales de examen veterinario

El primer e indispensable paso en el diagnóstico oncológico de los animales de compañía es un examen clínico general cuidadoso y sistemático. Este examen constituye la base de todas las decisiones diagnósticas y terapéuticas posteriores y sirve no sólo para determinar el estado de salud actual, sino también para buscar específicamente signos conspicuos que indiquen la posible presencia de enfermedad tumoral. Incluye una evaluación exhaustiva del estado general del animal y comprende la comprobación de todos los parámetros vitales relevantes, como la frecuencia cardiaca, la frecuencia respiratoria, la temperatura corporal y el color de las mucosas, ya que los cambios en estas áreas suelen ser expresión de enfermedades sistémicas.

La palpación de todo el cuerpo es una parte fundamental de este examen inicial. Se palpan cuidadosamente la piel, el tejido subcutáneo y las estructuras más profundas en busca de hinchazón, bultos o zonas de tejido endurecido. Estos resultados de la palpación proporcionan información valiosa sobre la presencia de tumores superficiales o más profundos. Especialmente en el caso de tumores de piel y tejidos blandos, que se dan con relativa frecuencia en perros, la palpación ya puede proporcionar una sospecha inicial. La consistencia, desplazabilidad y delimitabilidad de un bulto proporcionan pistas iniciales sobre si podría tratarse de un cambio benigno o posiblemente maligno.

La exploración física se centra especialmente en los ganglios linfáticos. Éstos revisten una importancia fundamental, ya que pueden estar aumentados de tamaño o alterados en una fase temprana de diversas enfermedades oncológicas, en particular linfomas, carcinomas metastásicos y determinados tumores sistémicos. Los ganglios linfáticos palpables -por ejemplo, debajo de la mandíbula, en la axila, en la zona inguinal y detrás de la rodilla- se examinan en función de su tamaño, consistencia, simetría y dolor. Los cambios asimétricos también pueden indicar un crecimiento tumoral localizado o una metástasis regional. Por lo tanto, el examen preciso de estas regiones puede contribuir de forma decisiva a la detección precoz del linfoma o proporcionar indicios de la propagación de otros tumores.

Además de la exploración física, es de gran importancia realizar un historial médico exhaustivo. No sólo se centra en la percepción subjetiva del propietario de la mascota, sino que también proporciona información crucial sobre el curso de la enfermedad hasta la fecha. Las preguntas sobre la duración y el desarrollo de los síntomas, los cambios en el apetito, el peso o el comportamiento, así como la actividad física y el comportamiento durante el sueño, son tan importantes como la información sobre la alimentación previa, la medicación, las enfermedades previas conocidas o las operaciones. Las condiciones de alojamiento -es decir, si el animal vive predominantemente al aire libre, tiene contacto con otros animales o está expuesto a influencias ambientales particulares- también pueden aportar información sobre posibles factores de riesgo exógenos. En el caso de las perras, también debe preguntarse específicamente por el comportamiento del ciclo, ya que desempeña un papel decisivo a la hora de evaluar el riesgo de tumores hormonodependientes, especialmente los mamarios.

5.2 Procedimientos de diagnóstico por imagen: Rayos X, ultrasonidos, TAC y resonancia magnética.

Los procedimientos de diagnóstico por imagen se han convertido en una parte integral de la oncología veterinaria moderna. Proporcionan información crucial sobre la presencia, localización, tamaño y extensión de los tumores, permitiendo un diagnóstico preciso, una planificación del tratamiento bien fundamentada y un seguimiento significativo. Su uso se adapta individualmente en función del problema, la localización y la disponibilidad técnica, y en estrecha coordinación con el examen clínico y la historia clínica.

La radiografía convencional es uno de los procedimientos de diagnóstico por imagen más antiguos, pero sigue siendo extremadamente importante en el diagnóstico oncológico. Está especialmente indicada para visualizar estructuras óseas y para examinar el tórax, especialmente los pulmones. Si se sospechan metástasis pulmonares -por ejemplo, en tumores primarios de mama, osteosarcomas o hemangiosarcomas-, la radiografía es un medio rápido y fiable de visualizar las lesiones sospechosas. También permite visualizar osteolisis, es decir, partes del hueso disueltas, así como reacciones periósticas, que pueden indicar una reacción del hueso al crecimiento tumoral infiltrante. Las radiografías son también una importante herramienta diagnóstica en medicina de urgencias, por ejemplo en casos de sospecha de rotura de órganos relacionada con tumores, hemorragias internas o acumulación de líquido en la cavidad torácica o abdominal, gracias a su rápida disponibilidad y su valor informativo.

La ecografía, es decir, el examen por ultrasonidos, se ha impuesto como indispensable, sobre todo en la evaluación de los órganos abdominales. Permite una visualización diferenciada de órganos parenquimatosos como el hígado, el bazo, los riñones, las glándulas suprarrenales, la vejiga urinaria y el tracto gastrointestinal. Los tumores de estos órganos pueden identificarse fácilmente en cuanto a su estructura, extensión y relación con los tejidos circundantes. La ecografía no es invasiva, suele realizarse sin anestesia y puede utilizarse repetidamente para controlar la evolución. Una ventaja particular es la posibilidad de realizar aspiraciones selectivas con aguja fina o biopsias tisulares guiadas por ecografía. Esto permite obtener muestras de lesiones sospechosas sin necesidad de intervención quirúrgica. La ecografía Doppler también puede utilizarse para visualizar el flujo sanguíneo en los tumores, lo que puede aportar información adicional sobre la actividad biológica de la lesión.

La tomografía computarizada (TC) ofrece la ventaja de una visualización tridimensional extremadamente precisa incluso de regiones anatómicas complejas en comparación con los rayos X y los ultrasonidos. Se utiliza sobre todo para los tumores de la zona de la cabeza, como la nariz, la cavidad bucal, el oído medio o el maxilar inferior, ya que estas regiones sólo pueden evaluarse de forma limitada con los procedimientos convencionales de . La TC también se ha establecido como estándar para examinar la columna vertebral, los órganos torácicos y los tumores internos de difícil acceso. Permite localizar con precisión los tumores, diferenciarlos de las estructuras vecinas y evaluar posibles infiltraciones en vasos, nervios o huesos. Esto es especialmente importante para la planificación quirúrgica, la evaluación de la resecabilidad y la estimación del pronóstico.

En cambio, la resonancia magnética (RM) se considera el método con mejor resolución tisular en el ámbito de los tejidos blandos. Por lo tanto, es especialmente adecuada para obtener imágenes del sistema nervioso central, es decir, del cerebro y la médula espinal, y es el método de elección en caso de sospecha de tumores cerebrales, lesiones de la médula espinal o sarcomas infiltrantes en el músculo o el tejido conjuntivo. Gracias a los excelentes contrastes entre los distintos tipos de tejido, la RM permite diferenciar con especial precisión los tumores del tejido sano. Esto es crucial cuando se trata de delimitar con precisión los márgenes tumorales, por ejemplo antes de intervenciones neuroquirúrgicas o en la evaluación de estructuras complejas en el cráneo o la región pélvica.

En general, el diagnóstico por imagen es una de las piedras angulares de la oncología veterinaria. No sólo permite visualizar tumores y evaluar su impacto biológico, , sino también controlar la progresión de una enfermedad durante el tratamiento y detectar éxitos terapéuticos o recaídas en una fase temprana. La elección del procedimiento adecuado depende de la cuestión clínica, de la zona del órgano que deba examinarse y del objetivo del examen, ya sea el diagnóstico, la planificación del tratamiento o la evaluación de la evolución. En la práctica diaria, a menudo es necesario combinar varios procedimientos para obtener una imagen completa de la enfermedad y poder iniciar una terapia individualizada y eficaz.

5.3 Métodos citológicos e histopatológicos

El examen citológico es una parte importante del diagnóstico oncológico en medicina veterinaria y ofrece una forma rápida y suave de analizar los cambios celulares en estructuras tisulares sospechosas. Suele realizarse como parte de una aspiración con aguja fina, en la que se extrae material celular de una inflamación palpable, un ganglio linfático o una masa utilizando una cánula fina. A continuación, el material celular obtenido se extiende en un portaobjetos, se seca, se tiñe y se examina al microscopio. Este método es mínimamente invasivo, apenas causa dolor, no requiere sedación en la mayoría de los casos y puede realizarse tanto en la consulta veterinaria general como en clínicas especializadas. Su uso es especialmente valioso cuando se necesita una evaluación rápida de la naturaleza de un cambio, por ejemplo en el caso de hinchazones repentinas, agrandamientos generalizados de los ganglios linfáticos o para comprobar la evolución de tumores conocidos.

La morfología de las células extraídas se evalúa al microscopio. Son criterios importantes la forma y el tamaño de las células, la estructura y expresión del núcleo, la presencia de nucleolos, la uniformidad o atipicidad de la población celular, la disposición de las células en la muestra y el número y tipo de mitosis. Una actividad mitótica elevada, una estructura nuclear irregular o la presencia de células multinucleadas pueden indicar una transformación maligna. Las reacciones inflamatorias concomitantes, las zonas necróticas o la presencia de determinados tipos celulares -como mastocitos, linfocitos atípicos o células epiteliales atípicas- también permiten sacar conclusiones sobre la patología subyacente. Aunque la citología permite una primera diferenciación entre procesos benignos y malignos en muchos casos y aporta información sobre el origen del tumor, no puede proporcionar información exhaustiva sobre el comportamiento de la infiltración, la estructura tisular exacta o los límites de crecimiento de un tumor.

Por lo tanto, es necesario un examen histopatológico para el diagnóstico definitivo, la clasificación exacta del tumor, la denominada gradación -es decir, la valoración del grado de diferenciación y agresividad-, así como para la evaluación de la invasión tumoral en el tejido circundante. Esto se basa en el análisis de secciones enteras de tejido, que se extraen quirúrgicamente como parte de una biopsia o bajo control por imagen, por ejemplo mediante procedimientos asistidos por ultrasonidos o TAC. Las muestras obtenidas se fijan mediante un procedimiento estandarizado (normalmente en formol), se incrustan en parafina, se procesan en secciones finas y se tiñen con tintes especiales. El método de tinción más habitual es la tinción con hematoxilina-eosina (H&E), que muestra los núcleos celulares y el citoplasma con gran contraste y permite evaluar la arquitectura del tejido.

Además, en la oncología moderna se utilizan cada vez más las técnicas inmunohistoquímicas, que permiten visualizar marcadores específicos de la superficie celular o proteínas intracelulares. Estos métodos son especialmente útiles si la clasificación morfológica no está clara o si se requiere una caracterización más precisa del tumor. Pueden utilizarse anticuerpos especiales, ejemplo, para identificar células epiteliales (como los carcinomas), células mesenquimales (como los sarcomas) o células linfáticas (como los linfomas). También pueden detectarse mediante inmunohistoquímica marcadores moleculares como Ki-67 para la determinación de la proliferación de células o c-kit para el diagnóstico de mastocitomas. Esta información adicional no sólo es relevante para la correcta clasificación del tumor, sino que también tiene consecuencias terapéuticas directas, por ejemplo a la hora de decidir el uso de terapias dirigidas o la selección de protocolos de quimioterapia adecuados.

Por lo tanto, el examen histopatológico constituye la base central de decisión para todas las medidas terapéuticas posteriores. Permite una evaluación objetiva del pronóstico, ayuda a seleccionar la mejor opción terapéutica posible y posibilita un seguimiento diferenciado de la evolución de la enfermedad. Junto con los hallazgos diagnósticos clínicos, de imagen y de laboratorio, la histopatología proporciona una imagen completa de la enfermedad y es, por tanto, una herramienta indispensable en la oncología veterinaria moderna basada en la evidencia. Cuanto más precoz y específico sea su uso, mayores serán las posibilidades de éxito del tratamiento y de mejora de la calidad de vida del animal afectado.

5.4 Marcadores tumorales, pruebas genéticas y diagnósticos de laboratorio

El diagnóstico de laboratorio es una herramienta de apoyo clave en oncología veterinaria y a menudo proporciona información crucial para la evaluación de las enfermedades tumorales y sus efectos sistémicos. Complementa el diagnóstico clínico, por imagen y citológico-histológico con parámetros objetivos y cuantificables que son de gran importancia tanto para la evaluación inicial como para la monitorización durante la terapia o para el seguimiento. El objetivo no es sólo detectar cambios causados directamente por el propio tumor, sino también identificar procesos de enfermedad secundarios que pueden estar causados por la actividad tumoral, la respuesta inmunitaria o los síndromes paraneoplásicos.

Un elemento central es el examen hematológico, es decir, el hemograma clásico. Aquí pueden observarse diversos cambios asociados a las enfermedades tumorales. La anemia -reducción de glóbulos rojos- se produce, por ejemplo, en caso de enfermedad crónica, hemorragia tumoral o infiltración de la médula ósea por células malignas. La trombocitopenia, es decir, la falta de plaquetas, puede desencadenarse por una afectación directa de la médula ósea, por un aumento del consumo en el marco de reacciones inflamatorias o por procesos inmunomediados. La leucocitosis, es decir, el aumento del número de glóbulos blancos, puede ser la expresión de una infección secundaria, una reacción inflamatoria al tejido tumoral o, en ciertos casos, un signo de una neoplasia hematopoyética como la leucemia. Las células atípicas en el hemograma periférico, la alteración de los subtipos de linfocitos o la aparición de células sanguíneas inmaduras también pueden indicar una afectación del sistema hematopoyético.

La química sérica proporciona información adicional sobre las funciones de los órganos y la salud general del animal. La evaluación de la función hepática y renal es especialmente importante, ya que muchas enfermedades tumorales se asocian a una afectación de estos órganos, ya sea por metástasis directa, efectos de presión o procesos tóxicos concomitantes. Valores hepáticos elevados, como ALT, AST o fosfatasa alcalina, pueden indicar afectación hepática, mientras que cambios en los niveles de urea y creatinina indican deterioro de la función renal. Estos valores también son cruciales para la planificación de las terapias farmacológicas, ya que muchos agentes quimioterapéuticos se metabolizan por vía hepática o renal. Además, los marcadores inflamatorios como la proteína C reactiva (PCR) o el fibrinógeno permiten extraer conclusiones sobre el alcance de las reacciones sistémicas, como la necrosis tumoral, las infecciones o la inflamación paraneoplásica.

Recientemente, los marcadores tumorales especiales han cobrado cada vez más importancia, aunque su uso en la práctica veterinaria sigue siendo limitado. Un ejemplo es la detección del antígeno TCC en orina en carcinomas de células transicionales de la vejiga urinaria, que puede representar una opción diagnóstica no invasiva. Estos marcadores permiten confirmar la sospecha de determinados tipos de tumores o seguir la evolución de la enfermedad. Los métodos de genética molecular también se están introduciendo cada vez más en el diagnóstico veterinario. Por ejemplo, las denominadas pruebas de clonalidad basadas en la reacción en cadena de la polimerasa (PCR) pueden realizarse para determinados linfomas y permiten distinguir entre agrandamientos benignos y reactivos de los ganglios linfáticos y linfomas malignos.

Un avance especialmente práctico es la capacidad de detectar directamente mutaciones genéticas asociadas a determinados tipos de tumores. En los tumores de mastocitos, por ejemplo, la mutación c-kit es una importante característica diagnóstica y pronóstica. No sólo influye en la agresividad del tumor, sino que también permite una intervención terapéutica selectiva con inhibidores de la tirosina cinasa que actúan específicamente sobre las vías de señalización mutadas. Estos procedimientos de diagnóstico molecular abren nuevas posibilidades para la medicina veterinaria personalizada, en la que la terapia no sólo es sintomática, sino que también se dirige a las características biológicas del tumor.

En resumen, puede decirse que el diagnóstico de laboratorio en oncología veterinaria va mucho más allá de una función de apoyo . Proporciona información esencial para el diagnóstico, el pronóstico, el seguimiento de la terapia y la evaluación de riesgos, y evoluciona constantemente con la creciente disponibilidad de métodos de pruebas moleculares y genéticas. Su combinación con los hallazgos clínicos y de imagen permite una evaluación holística del cuadro clínico y, por lo tanto, forma una base indispensable para una terapia oncológica moderna, precisa y personalizada en perros y gatos.

5.5 El papel de la telemedicina en el diagnóstico del cáncer en animales de compañía.

La digitalización progresiva ha provocado cambios de gran alcance en la medicina veterinaria en los últimos años y, en particular, ha ampliado y mejorado significativamente el diagnóstico oncológico. Hoy en día, el uso específico de las tecnologías digitales permite realizar diagnósticos mucho más eficientes, en red y de mayor calidad, incluso más allá de los límites de las consultas o clínicas veterinarias individuales. En este sentido, la telemedicina desempeña un papel cada vez más importante, sobre todo en la llamada teleoncología, es decir, el apoyo digital en el diagnóstico, la planificación del tratamiento y el seguimiento de enfermedades tumorales en animales de compañía.

Una de las principales ventajas de las tecnologías digitales es la posibilidad de enviar imágenes y resultados microscópicos a instituciones especializadas en tiempo real o en un plazo muy breve. Se pueden digitalizar y transmitir a través de plataformas seguras a laboratorios especializados, clínicas veterinarias universitarias o veterinarios experimentados imágenes de rayos X, ecografías, conjuntos de datos de tomografía computarizada y resonancia magnética, pero también frotis citológicos y preparaciones histológicas. Esta comunicación digital permite una evaluación rápida por parte de expertos que, de otro modo, no estarían disponibles regionalmente. Esto abre nuevas opciones diagnósticas y terapéuticas, sobre todo en consultas menos especializadas o en regiones rurales en las que antes sólo era posible realizar diagnósticos oncológicos complejos de forma limitada. Recibir una segunda opinión bien fundamentada en un breve plazo de tiempo no solo mejora la certeza diagnóstica, sino que también ayuda a generar confianza entre el veterinario, el propietario de la mascota y el equipo tratante.

La telemedicina también permite celebrar conferencias interdisciplinarias sobre casos concretos, en las que varios especialistas -de diagnóstico por imagen, oncología, cirugía o patología, por ejemplo- trabajan juntos para desarrollar estrategias de tratamiento. Esta forma colaborativa de discusión de casos contribuye a un enfoque terapéutico holístico y personalizado y garantiza una atención integral, incluso en el caso de enfermedades tumorales complejas. Las plataformas digitales también ofrecen la posibilidad de documentar el curso del tratamiento de forma estructurada, integrar los hallazgos y los valores de laboratorio y analizar la evolución de la enfermedad a lo largo de periodos de tiempo más prolongados. Esto es especialmente importante en el caso de enfermedades tumorales crónicas, de evolución lenta o recurrentes.

Otro campo de futuro es el uso de la inteligencia artificial (IA) en el diagnóstico digital. Las primeras aplicaciones ya permiten la evaluación automatizada de imágenes de rayos X, la clasificación de imágenes citológicas de células o el análisis de secciones histopatológicas. Estos procesos aún se encuentran en las primeras fases de desarrollo, pero muestran un gran potencial para seguir apoyando el diagnóstico veterinario y hacer ampliamente accesibles las evaluaciones estandarizadas y reproducibles.

En general, la teleoncología es un complemento prometedor del diagnóstico oncológico tradicional. Contribuye a una toma de decisiones más rápida y diferenciada, fomenta la interconexión de consultas y clínicas y permite un acceso de bajo umbral a conocimientos altamente especializados.

En una época de creciente especialización y posibilidades técnicas cada vez mayores, ofrece la posibilidad de mejorar de forma sostenible la calidad del diagnóstico y el tratamiento del cáncer en medicina veterinaria - en beneficio de los animales afectados y para apoyar a los especialistas tratantes en su labor diaria de diagnóstico y terapia.

6. Clasificación y estadificación de los tumores

La clasificación precisa y la estadificación exacta de los tumores en los animales de compañía es un requisito previo esencial para elegir una estrategia terapéutica adecuada y evaluar el pronóstico. Mientras que el diagnóstico de una enfermedad tumoral indica la presencia de un proceso neoplásico, es la clasificación la que proporciona información sobre el tipo de tumor, el tejido del que procede y la agresividad biológica que cabe esperar. A su vez, la estadificación proporciona información sobre la extensión en el organismo, es decir, el tamaño del tumor, la profundidad de la invasión, la afectación de los ganglios linfáticos y las posibles metástasis. Ambos aspectos -tipificación histológica y estadificación clínica- constituyen conjuntamente la base de toda toma de decisiones terapéuticas en oncología veterinaria.

6.1 Sistema TNM en medicina veterinaria

La clasificación sistemática de los tumores en estadios es un paso decisivo para el diagnóstico estructurado, la planificación del tratamiento y la evaluación del pronóstico de las enfermedades oncológicas. En la medicina veterinaria se ha establecido el denominado sistema TNM, que procede originalmente de la medicina humana y se ha trasladado con éxito a los pacientes animales de forma adaptada

. Este esquema reconocido internacionalmente permite una descripción uniforme del estadio de la enfermedad y, por tanto, no sólo facilita la comunicación interdisciplinar, sino también la comparabilidad de los estudios clínicos y la derivación de estrategias de tratamiento estandarizadas.

Las siglas TNM corresponden a los tres parámetros centrales del diagnóstico: Tumor (T), Nódulo (N) y Metástasis (M). Cada uno de estos parámetros describe un aspecto específico del comportamiento tumoral y juntos contribuyen a la evaluación global de la extensión del tumor y la progresión biológica de la enfermedad. El estado T se refiere al tumor primario y describe su tamaño y la extensión de la infiltración local. La escala va de T0 -que significa que no se detecta ningún tumor primario visible o medible- a T1 y T2, que denotan tumores de tamaño pequeño a mediano sin invasión o con invasión limitada, a T3 y T4, que caracterizan a los tumores grandes con amplia infiltración de los tejidos u órganos circundantes. Esta clasificación no sólo es importante para evaluar la resecabilidad quirúrgica, sino que también proporciona información sobre la agresividad biológica del tumor.

El estado N se refiere a la afectación de los ganglios linfáticos regionales. Los ganglios linfáticos suelen ser los primeros lugares de metástasis de las células tumorales, sobre todo en los carcinomas y algunas formas de sarcomas . Un hallazgo de N0 significa que no hay afectación detectable, mientras que N1 y N2 representan una infiltración creciente de los ganglios linfáticos. La diferenciación exacta se basa en el tamaño, el número y la profundidad histopatológica de la invasión de los ganglios linfáticos afectados.

El examen de los ganglios linfáticos -ya sea por palpación, diagnóstico por imagen o biopsia- es, por tanto, un componente central de todo examen oncológico y proporciona información pronóstica esencial.

Por último, el estado M describe la presencia o ausencia de metástasis a distancia, es decir, metástasis tumorales en órganos o tejidos que no se encuentran en las inmediaciones del tumor primario. M0 representa la ausencia de tales metástasis, M1 su detección, por ejemplo en los pulmones, el hígado, los huesos o el cerebro. La detección de metástasis tiene un impacto directo en la elección y los objetivos de la terapia: mientras que los tumores localizados a menudo pueden tratarse de forma curativa, la enfermedad metastásica suele requerir conceptos de terapia paliativa o sistémica.

A pesar de su estandarización, la plena aplicación del sistema TNM en la práctica veterinaria no siempre es posible sin restricciones. Las limitaciones técnicas -como la disponibilidad limitada de imágenes de alta resolución o diagnósticos de laboratorio especializados-, así como los factores económicos que influyen en las medidas de diagnóstico pueden dificultar su aplicación. No obstante, el sistema TNM constituye un marco valioso para registrar sistemáticamente la extensión de la enfermedad tumoral y, a partir de ahí, elaborar un plan de tratamiento graduado y comprensible. Proporciona orientación en la evaluación del curso clínico, facilita la comunicación con los propietarios de los animales y con los colegas remitentes o co-tratantes y contribuye a estructurar los procesos de toma de decisiones oncológicas.

Además, el uso del sistema TNM permite una evaluación diferenciada del pronóstico que va más allá de las afirmaciones generalizadas. Un animal con un tumor T1N0M0 suele tener un pronóstico mucho más favorable y una ventana terapéutica más amplia que un paciente con un estadio T3N2M1. Esta evaluación diferenciada permite una terapia individualizada que tiene en cuenta la situación biológica del tumor, así como la calidad de vida del animal, las expectativas de los propietarios y las opciones médicas factibles.

En este sentido, el sistema TNM es un elemento importante en el camino hacia una atención oncológica moderna, estructurada y centrada en el paciente en medicina veterinaria.

6.2 Clasificación e histología de los tumores

Además de la estadificación mediante el sistema TNM, la gradación de un tumor es un parámetro igualmente central en la evaluación oncológica, ya que proporciona información importante sobre la agresividad biológica y el comportamiento esperado de una enfermedad tumoral. A diferencia de la estadificación, que describe el grado de extensión de un tumor en el organismo, la clasificación se centra en las propiedades microscópicas de las células tumorales y proporciona información sobre el grado en que estas células difieren del tejido sano de origen. La clasificación se realiza en el marco del examen histopatológico de las muestras de tejido y, en combinación con la clasificación del tumor, constituye una base esencial para la planificación individual del tratamiento.

Los criterios centrales para la clasificación histológica son la diferenciación celular, la actividad mitótica, el tamaño y la forma de los núcleos celulares, la relación entre el núcleo celular y el citoplasma (relación núcleo/plasma) y la conservación o pérdida de la arquitectura tisular típica. Los tumores bien diferenciados presentan una estructura celular y tisular que sigue siendo relativamente similar a la del tejido original. Las células parecen organizadas, sus núcleos tienen una forma uniforme y la tasa de división es baja. Por lo general, estos tumores presentan un crecimiento lento y un menor potencial de invasión y metástasis. se clasifican como de bajo grado (grado I) y suelen tener un pronóstico favorable.

Por otro lado, existen tumores poco diferenciados o indiferenciados en los que apenas se reconoce la estructura tisular original. Las células son irregulares, muestran una atipia pronunciada, tienen núcleos celulares grandes o múltiples y presentan una elevada actividad mitótica, lo que indica un rápido crecimiento celular. Estos tumores suelen ser agresivos, infiltran el tejido circundante, metastatizan pronto y a menudo responden de forma limitada a las medidas quirúrgicas. Se clasifican como de alto grado (grado III) y suelen requerir un tratamiento integral multimodal, que puede incluir quimioterapia, radioterapia o fármacos dirigidos, además de la cirugía. Los tumores con un grado de diferenciación intermedio (grado II) se sitúan entre estos dos extremos en cuanto a pronóstico y tratamiento y requieren una cuidadosa evaluación individual.

Por lo tanto, la gradación tiene un impacto directo en el pronóstico y la estrategia terapéutica. Mientras que un tumor de bajo grado puede considerarse curado mediante la extirpación quirúrgica completa, deben tomarse medidas adicionales para controlar la diseminación de los tumores de alto grado, prevenir las recidivas y mantener la calidad de vida del animal. En la práctica veterinaria , la clasificación es especialmente importante para los tumores mamarios, los mastocitomas, los linfomas y los sarcomas de partes blandas, ya que estos tipos de tumores son especialmente frecuentes y pueden variar mucho en su comportamiento biológico. La clasificación diferenciada es esencial en este caso para decidir el enfoque terapéutico y poder ofrecer un buen asesoramiento a los propietarios de mascotas.

Además, el examen histológico permite clasificar con precisión el tumor según su tejido de origen, lo que reviste una importancia fundamental para comprender la enfermedad y seleccionar las formas terapéuticas adecuadas. Los tumores epiteliales, es decir, los carcinomas, se originan a partir de epitelios de la piel, las glándulas o las mucosas y a menudo tienden a la metástasis linfogénica. Los tumores mesenquimales o sarcomas se originan en el tejido conjuntivo, muscular, óseo o adiposo y tienden a la metástasis hematógena. Las neoplasias hematopoyéticas, como los linfomas o las leucemias, afectan al sistema hematopoyético y linfático y suelen diseminarse sistémicamente. Los tumores neuroendocrinos, que se originan en células productoras de hormonas, son relativamente raros, pero biológicamente muy activos y difíciles de diagnosticar.

También merecen especial atención los llamados tumores mixtos, que no son tan raros en los animales, sobre todo en el área de la glándula mamaria. Estas neoplasias están formadas por partes de diferentes tipos de tejido, como componentes epiteliales y mesenquimales, y plantean grandes exigencias al diagnóstico histológico. Su relevancia biológica varía, por lo que la subtipificación y gradación precisas también revisten gran importancia en estos casos.

En conjunto, la gradación junto con la clasificación histológica contribuye de forma decisiva a comprender la dinámica biológica de un tumor, evaluar el curso de la enfermedad y desarrollar una terapia específica basada en pruebas. Por lo tanto, constituye el núcleo de un concepto oncológico moderno e individualizado que no sólo se basa en los síntomas clínicos, sino también en una biología tisular y celular sólida. La calidad de esta evaluación diagnóstica es decisiva para el éxito terapéutico y constituye un elemento clave de cualquier tratamiento tumoral profesional en medicina veterinaria.

6.3 Relevancia de la estadificación para las decisiones de tratamiento

La estadificación de un tumor es un pilar central en la toma de decisiones en oncología veterinaria y constituye la base para la planificación del tratamiento individual de cada animal afectado. No sólo sirve para la estructuración médica del curso de la enfermedad, sino que también representa un puente entre el diagnóstico, la terapia, el pronóstico y la comunicación con los propietarios de los animales. La evaluación sistemática del tamaño del tumor, la afectación de los ganglios linfáticos y las metástasis permite valorar de forma diferenciada qué opciones terapéuticas son realistas, qué riesgos existen y cuál debe ser el objetivo del tratamiento.

Un tumor localizado en el que no se detecta afectación de los ganglios linfáticos regionales ni metástasis a distancia puede ofrecer la posibilidad de una extirpación quirúrgica completa. En estos casos, el tratamiento puede ser curativo, es decir, dirigido a la curación completa. Para ello, además de la posibilidad técnica de una resección completa, también se requiere un diagnóstico por imagen preoperatorio preciso con el fin de determinar la extensión real y el comportamiento de infiltración local del tumor. Si el tumor está bien definido, es pequeño y se limita al tejido original, la cirugía por sí sola puede ser suficiente en muchos casos para lograr una remisión permanente o la curación.

La situación es completamente distinta en los tumores avanzados que ya han crecido en el tejido circundante, han hecho metástasis en los ganglios linfáticos o tienen metástasis a distancia. En estos casos, la terapia curativa rara vez es posible y el enfoque terapéutico cambia a una estrategia multimodal. Esto incluye intervenciones quirúrgicas para reducir la masa tumoral, quimioterapia sistémica para combatir las células tumorales diseminadas, terapias moleculares dirigidas para tumores caracterizados genéticamente y radioterapia para el control local de lesiones no operables. Estas combinaciones terapéuticas requieren una planificación diferenciada, un enfoque interdisciplinar y una evaluación continua del curso de la terapia.

El estadio tumoral también influye significativamente en la elección de la técnica quirúrgica. Mientras que la cirugía de preservación de tejido puede ser posible para tumores pequeños con límites claros, los tumores infiltrantes o mal definidos requieren una resección más extensa con márgenes de seguridad. La cuestión de si los ganglios linfáticos deben extirparse quirúrgicamente, y en qué medida, también depende directamente de la estadificación. En el caso de tumores con un alto potencial metastásico, como los mastocitomas o los tumores malignos de mama, la extirpación profiláctica o terapéutica de los ganglios linfáticos es una parte importante del tratamiento global. El estadio también influye en la indicación de otros procedimientos de diagnóstico por imagen, como la TC o la RM, sobre todo en el caso de diagnósticos de ganglios linfáticos poco claros o de sospecha de metástasis en órganos.

La estadificación también influye directamente en la urgencia de las medidas terapéuticas. Un tumor metastásico de crecimiento rápido requiere una actuación rápida y un enfoque claramente estructurado, mientras que en el caso de tumores localizados de crecimiento lento y escasa actividad biológica puede ser adecuada una evaluación controlada y, en caso necesario, una estrategia de espera. Por lo tanto, el estadio tumoral permite establecer prioridades justificadas desde el punto de vista médico, ayuda a planificar los recursos y es indispensable para tomar decisiones responsables.

La categorización por estadios también desempeña un papel fundamental en las conversaciones con los propietarios de mascotas. Crea transparencia sobre la gravedad de la enfermedad, permite una evaluación realista de las posibilidades de éxito y fomenta el desarrollo conjunto de un objetivo terapéutico. Que se busque la curación, que se consiga el mayor intervalo posible libre de tumor o que sólo se mantenga la calidad de vida depende crucialmente de lo avanzada que esté la enfermedad en el momento del diagnóstico. La clasificación del tumor en un esquema comprensible proporciona estructura, crea orientación y es una base esencial para el consentimiento informado de las medidas terapéuticas.

Por último, pero no por ello menos importante, el estadio tumoral es también un factor pronóstico decisivo. Numerosos estudios han demostrado que es el factor que mejor predice la supervivencia a largo plazo y la calidad de vida esperada del animal afectado. Cuanto antes se detecte y clasifique un tumor, mayores serán las posibilidades de éxito del tratamiento. Una estadificación precisa, que integre con sensatez todos los métodos de diagnóstico disponibles, permite una estrategia de tratamiento individualizada y basada en pruebas, por lo que es un instrumento central de la medicina veterinaria moderna. No sólo contribuye al aseguramiento de la calidad médica, sino que también promueve procesos de toma de decisiones éticamente responsables, en beneficio del animal y en diálogo respetuoso con las personas que lo cuidan.

6.4 Estimación del pronóstico y expectativa de progresión individual

El pronóstico de las enfermedades tumorales en los animales de compañía es el resultado de una compleja interacción de numerosos factores médicos, biológicos e individuales, que en conjunto determinan el curso, la esperanza de vida, la calidad de vida y las perspectivas terapéuticas. No se trata sólo de estimar el tiempo de supervivencia, sino de una visión integral del cuadro clínico que tenga en cuenta tanto criterios médico-objetivos como la situación vital subjetiva del animal y las posibilidades de sus cuidadores.

El tipo exacto de tumor tiene una importancia fundamental para el pronóstico. Cada neoplasia sigue su propio patrón biológico, que viene determinado por la velocidad de crecimiento, el comportamiento invasivo, la tendencia a la metástasis y la respuesta al tratamiento. Por ejemplo, los tumores de mama bien diferenciados o los lipomas subcutáneos suelen tener un pronóstico excelente si se extirpan por completo, mientras que las formas agresivas como los hemangiosarcomas, los osteosarcomas o los linfomas de alto grado suelen tener una esperanza de vida limitada incluso con terapia intensiva. La gradación histológica, que proporciona información sobre el grado en que las células tumorales difieren del tejido sano original, está estrechamente relacionada con este aspecto. Un grado bajo indica una progresión más lenta del tumor, mientras que un grado alto indica una biología agresiva y un mayor riesgo de recaída o metástasis.

El estadio clínico de la enfermedad en el momento del diagnóstico es uno de los factores individuales más importantes para predecir el pronóstico. Un tumor localizado detectado en un estadio temprano a menudo puede tratarse de forma curativa, mientras que los tumores avanzados con diseminación sistémica en muchos casos sólo pueden controlarse de forma paliativa. Cuanto más exactamente se detecte la extensión del tumor mediante técnicas de imagen y exámenes de los ganglios linfáticos, con mayor precisión podrá formularse el pronóstico y planificarse el enfoque terapéutico. La agresividad biológica del tumor también desempeña un papel en este sentido, que viene determinada no sólo por la gradación, sino también por características moleculares como determinadas mutaciones, marcadores de proliferación o la respuesta a los mecanismos de control inmunológico.

La composición genética de los tumores es cada vez más objeto de intensa investigación. Las mutaciones en determinados genes -como c-kit en los mastocitomas- no sólo influyen en el comportamiento biológico del tumor, sino que también abren opciones terapéuticas con fármacos dirigidos. La respuesta inmunitaria del animal, es decir, su capacidad para reconocer y eliminar las células tumorales, también desempeña un papel importante, sobre todo en la aplicación de terapias inmunológicas o inmunomoduladoras.

Los factores relacionados con el paciente también influyen significativamente en el pronóstico. La edad, el estado general de salud, la presencia de enfermedades concomitantes, la resistencia y la capacidad de recuperación no sólo influyen en la idoneidad para el tratamiento, sino también en la calidad de vida durante y después del mismo. Un perro joven, inmunocompetente y sin enfermedades previas tendrá un pronóstico diferente en las mismas condiciones tumorales que un paciente geriátrico con comorbilidad cardiaca o metabólica.

Otro factor clave que influye es la disponibilidad de medidas terapéuticas eficaces. Si es posible la extirpación quirúrgica, si se dispone de quimioterapia, si se puede utilizar radioterapia o medicación dirigida depende no sólo del tipo de tumor, sino también de las condiciones marco organizativas y financieras. Igualmente importante es la respuesta del tumor a la terapia iniciada, que debe comprobarse periódicamente durante el seguimiento mediante procedimientos de diagnóstico clínico, de laboratorio y de imagen. Los tumores que remiten o se estabilizan con la terapia tienen un pronóstico mucho más favorable que los resistentes o progresivos.

La evaluación del pronóstico no sólo sirve para calcular sobriamente la esperanza de vida, sino también para valorar la calidad de vida esperada, el riesgo de recaída, la carga del tratamiento y la perspectiva de intervalos libres de síntomas o, al menos, sin síntomas. Los modelos de pronóstico modernos intentan estructurar esta compleja riqueza de factores mediante análisis multivariantes y árboles de decisión, de modo que sea posible un pronóstico más individualizado y diferenciado. Integran los datos médicos con aspectos éticos, emocionales y prácticos y permiten así una toma de decisiones responsable y centrada en el animal.

Es crucial que el veterinario encargado comunique estas valoraciones pronósticas de forma abierta, empática y profesional a los propietarios de los animales en . El pronóstico no debe entenderse como una cifra rígida o como un mero valor médico, sino que debe enmarcarse en el contexto de cada caso concreto. El objetivo debe ser siempre elaborar conjuntamente un plan de tratamiento que respete tanto el bienestar del animal como las posibilidades, deseos y limitaciones de las personas que lo cuidan.

Así pues, la combinación de una estadificación científicamente sólida, una evaluación pronóstica diferenciada y un apoyo empático constituye la base de toda oncología veterinaria responsable. Garantiza que las decisiones terapéuticas no sólo estén justificadas desde el punto de vista médico, sino que también sean humanamente comprensibles y éticamente justificables, cumpliendo así los requisitos de la medicina veterinaria moderna y holística.

7. Enfoques terapéuticos y métodos de curación

El tratamiento del cáncer en animales de compañía es un campo dinámico e interdisciplinar que se ha desarrollado considerablemente en las últimas décadas. Mientras que en el pasado la única opción era a menudo la eutanasia o la extirpación quirúrgica, la oncología veterinaria moderna ofrece ahora una amplia gama de opciones terapéuticas, que incluyen procedimientos médicos quirúrgicos, farmacológicos, radioterapéuticos, inmunológicos, celulares y paliativos. El objetivo de estos tratamientos no es sólo prolongar la vida, sino también -y cada vez más en primer plano- mantener o restaurar la calidad de vida del animal enfermo. La decisión por una forma concreta de terapia depende del tipo de tumor, el estadio de la enfermedad, el estado general del animal, la evaluación pronóstica y las opciones y deseos individuales del propietario de la mascota.

7.1 Formas quirúrgicas de terapia y sus limitaciones

La extirpación quirúrgica de un tumor sigue siendo una de las opciones de tratamiento más eficaces y más utilizadas en oncología veterinaria, especialmente en el caso de tumores localizados sin signos de metástasis. Si el estado general del animal es estable, la posición anatómica del tumor permite el acceso quirúrgico y parece posible la extirpación completa con un margen de seguridad suficiente, la intención curativa es primordial. El objetivo de la operación en estos casos es la extirpación completa de todas las células tumorales, lo que potencialmente puede conducir a una curación completa. Este enfoque es especialmente pertinente en el caso de tumores como los sarcomas de partes blandas, los mastocitomas o los tumores de mama, ya que a menudo pueden resecarse por completo si se diagnostican en una fase temprana y la extirpación quirúrgica puede ofrecer un pronóstico excelente.

Sin embargo, la planificación preoperatoria requiere un conocimiento profundo del comportamiento específico del tumor, especialmente en lo que respecta a su patrón de crecimiento e invasión. Los tumores difieren considerablemente en cómo se expanden en el tejido circundante, si están claramente delimitados o crecen de forma difusamente infiltrante y si forman focos satélites microscópicos. Estas características biológicas determinan en gran medida la estrategia quirúrgica y el margen de seguridad necesario para conseguir una zona de resección libre de tumores. Por lo tanto, un diagnóstico por imagen preciso -como la ecografía, la TC o la RM- es esencial para evaluar completamente la extensión del tumor y planificar con precisión los pasos quirúrgicos.

A pesar de todos los avances de la tecnología quirúrgica, la extirpación quirúrgica de tumores alcanza sus límites en determinadas localizaciones tumorales o estadios avanzados de la enfermedad. Los tumores situados en regiones anatómicas de difícil acceso, como el cerebro, la caja torácica, la cavidad pélvica o la zona de la columna vertebral, a menudo sólo pueden resecarse de forma limitada. El elevado riesgo de complicaciones quirúrgicas, como lesiones vasculares o daños en nervios u órganos funcionalmente importantes, limita la radicalidad de la intervención. Los tumores infiltrantes que afectan a varios tipos de tejidos u órganos al mismo tiempo, o los tumores que ya están presentes en forma de focos múltiples, no pueden extirparse por completo en muchos casos.

En tales situaciones, suele utilizarse el concepto de cirugía citorreductora. El tumor no se reduce por completo, sino sólo en su masa, con el fin de aliviar los síntomas clínicos, mejorar la calidad de vida o aumentar la eficacia de formas posteriores de terapia como la quimioterapia o la radioterapia. Las operaciones de citorreducción pueden ser especialmente útiles en animales con una gran carga tumoral, tumores dolorosos u obstructivos o para controlar la progresión local, aunque no tengan un efecto curativo. A menudo forman parte de un concepto de terapia multimodal y requieren una estrecha coordinación con otras disciplinas especializadas.

La cirugía tumoral requiere siempre una preparación preoperatoria cuidadosa, un alto nivel de experiencia quirúrgica y una estrecha atención postoperatoria. Factores como la capacidad anestésica, la coagulación sanguínea, la estabilidad inmunológica y el potencial de cicatrización de las heridas deben aclararse de antemano. Durante la intervención, se requiere una técnica precisa para minimizar la hemorragia, preservar el tejido y lograr una resección tumoral exacta con márgenes adecuados. La evaluación intraoperatoria de los márgenes tumorales, por ejemplo mediante tinción rápida, puede ayudar a verificar la integridad de la extirpación.

Es necesario un seguimiento intensivo tras la operación para reconocer y tratar las posibles complicaciones en una fase temprana. Los trastornos en la cicatrización de las heridas, la acumulación de líquido seroso, las hemorragias secundarias o las infecciones no sólo pueden perjudicar el bienestar del animal, sino también empeorar el pronóstico oncológico. La cuestión de si los márgenes tumorales se evalúan como "limpios" -es decir, libres de tumor- en los hallazgos histopatológicos es especialmente crítica. Si se detectan células tumorales en el margen de resección, el riesgo de recidiva local aumenta considerablemente, lo que puede hacer necesaria una nueva intervención quirúrgica o una terapia adyuvante.

Por ello, en muchos casos la terapia quirúrgica se combina con otras formas de tratamiento para reducir el riesgo de recidiva o para combatir las células tumorales sistémicas . La quimioterapia postoperatoria puede estar indicada, por ejemplo, si un tumor tiene un alto potencial metastásico o si los ganglios linfáticos ya se han visto afectados. La radioterapia de la zona quirúrgica también puede ser útil, sobre todo en el caso de tumores con márgenes de resección estrechos o no completamente limpios o tumores que muestran una elevada tendencia a la recidiva.

En general, la terapia quirúrgica es un elemento central de la atención oncológica veterinaria, que en muchos casos ofrece la mejor oportunidad de curación o control a largo plazo. Sin embargo, su éxito depende de diversos factores: la biología del tumor, la localización anatómica, el estado general del animal, la experiencia quirúrgica y unos cuidados postoperatorios adecuados. Como parte de un concepto terapéutico holístico, siempre debe planificarse individualmente, llevarse a cabo cuidadosamente y controlarse de cerca, en beneficio del animal y siendo conscientes de las posibilidades y limitaciones que conlleva esta forma de terapia.

7.2 Radioterapia en oncología de pequeños animales

La radioterapia es una opción de tratamiento altamente especializada, técnicamente sofisticada y extremadamente eficaz en oncología veterinaria, que se utiliza en particular en los casos en que las medidas quirúrgicas no son posibles, son insuficientes o se asocian a un riesgo demasiado grande. Se basa en el principio de dañar irreversiblemente las células tumorales mediante la aplicación selectiva de radiación ionizante, dañando su ADN hasta tal punto que las células ya no pueden dividirse y acaban muriendo. Se concede gran importancia a la protección del tejido sano circundante, lo que es posible gracias a una planificación precisa, simulaciones asistidas por ordenador y modernas tecnologías de radiación como los aceleradores lineales. Estos aceleradores lineales generan una radiación de fotones de alta energía que puede concentrarse con precisión en la zona tumoral afectada. La planificación de la radiación asistida por ordenador permite controlar la distribución de la dosis en el cuerpo del animal de modo que la dosis máxima alcance el tejido tumoral, mientras que los órganos vecinos se preservan en la medida de lo posible. La radioterapia suele realizarse en varias fracciones, es decir, en una serie de sesiones, lo que no sólo aumenta la eficacia, sino que también reduce el riesgo de efectos secundarios. Este enfoque se basa en el principio de que las células tumorales se recuperan peor de la radiación que las células sanas, a las que se da tiempo para regenerarse entre fracciones.

La radioterapia está especialmente indicada para los tumores que no pueden extirparse quirúrgicamente o que sólo pueden extirparse con pérdidas funcionales inaceptables. Entre ellos se encuentran los tumores de la zona de la cabeza y el cuello -como los tumores nasales, de oído o laríngeos-, los tumores intracraneales o intraespinales y los tumores de la cavidad oral, la órbita o los senos paranasales. La propagación de tumores residuales tras una extirpación quirúrgica incompleta también puede limitarse o incluso controlarse por completo mediante radioterapia postoperatoria. Además, la radioterapia desempeña un papel cada vez más importante en los cuidados paliativos, sobre todo en el caso de metástasis óseas dolorosas o tumores que, debido a su tamaño, ejercen presión sobre las estructuras vecinas, provocando dolor, dificultad respiratoria o déficit neurológico. En estos casos, la radioterapia puede mejorar la calidad de vida, aliviar los síntomas y proporcionar al animal un resto de vida mucho más confortable.

Sin embargo, la radioterapia requiere un entorno especializado. Es técnicamente complejo, requiere una planificación previa precisa mediante tomografía computarizada o resonancia magnética, una colocación elaborada del animal durante la radioterapia y, por lo general, sedación o anestesia repetidas para garantizar una colocación exacta. Como los animales no comprenden la necesidad de permanecer quietos, cada sesión suele tener que realizarse bajo anestesia breve. La duración total del tratamiento suele prolongarse durante varias semanas, lo que puede suponer una gran carga tanto organizativa como también emocional y económica.

Aunque la radioterapia es muy eficaz cuando está indicada, no está exenta de efectos secundarios. Las reacciones agudas más frecuentes incluyen irritación de la piel, inflamación de las mucosas, hinchazón local o fatiga temporal. Estos síntomas suelen aparecer en las primeras semanas de iniciar el tratamiento y suelen ser reversibles. A largo plazo, sin embargo, pueden aparecer efectos tardíos como fibrosis, cambios permanentes de pigmentación o restricciones en la función de los órganos irradiados. Estos riesgos dependen de la dosis, la localización del tumor y la sensibilidad del tejido afectado. Por lo tanto, es esencial una cuidadosa evaluación de los riesgos y beneficios y una estrecha supervisión por parte de radioterapeutas experimentados.

Por último, pero no por ello menos importante, la radioterapia también representa una inversión económica considerable. Los elevados costes de adquisición y funcionamiento de los equipos, las necesidades de personal y la compleja planificación hacen que esta forma de tratamiento sólo se ofrezca, por lo general, en centros oncológicos especializados. Para los propietarios de mascotas, esto no sólo supone un reto económico, sino también logístico, sobre todo si se requieren largos desplazamientos.

Por eso es tan importante la estrecha colaboración entre el veterinario remitente, el equipo de radioterapia y los propietarios. Una comunicación abierta sobre los objetivos, el procedimiento, los posibles efectos secundarios y el pronóstico de la terapia es la base de una decisión responsable. El bienestar del animal debe ocupar siempre un lugar central, con el objetivo no sólo de prolongar la vida, sino sobre todo de mantener o recuperar la calidad de vida. La radioterapia puede contribuir de forma decisiva en este contexto, siempre que se planifique cuidadosamente, se lleve a cabo de forma competente y se adapte individualmente a cada paciente.

7.3 Quimioterapia: protocolos, sustancias activas y efectos secundarios

En oncología veterinaria, la quimioterapia es un instrumento central para el tratamiento de enfermedades tumorales sistémicas y constituye una opción terapéutica esencial, en particular para neoplasias diseminadas, inoperables o metastásicas. Su eficacia se basa en el daño selectivo de las células tumorales mediante sustancias citotóxicas que interfieren en la división celular y, por tanto, inhiben el crecimiento del tumor o conducen a la muerte celular. El objetivo es destruir las células tumorales de la forma más selectiva posible o interrumpir permanentemente su proliferación sin causar daños excesivos al tejido sano. En la práctica veterinaria, el equilibrio entre la eficacia terapéutica y una buena tolerabilidad es primordial.

La quimioterapia se utiliza con especial frecuencia en tumores hematopoyéticos como los linfomas y las leucemias, ya que estas enfermedades suelen ser sistémicas y el tratamiento quirúrgico no es posible o adecuado. La quimioterapia también es una opción de tratamiento pertinente para los carcinomas metastásicos en los que se han detectado metástasis a distancia en los pulmones, el hígado, los huesos u otros órganos. También puede utilizarse como medida adyuvante tras la extirpación quirúrgica del tumor para eliminar las células tumorales microscópicas y reducir el riesgo de recidiva.

En medicina veterinaria, la quimioterapia se utiliza en dosis significativamente ajustadas en comparación con la medicina humana. El objetivo principal no es el máximo efecto citotóxico, sino el control eficaz de la enfermedad tumoral con el menor estrés posible para el animal. Las dosis y los intervalos se adaptan individualmente a cada especie animal, peso corporal, tipo de tumor, estadio de la enfermedad, respuesta a la terapia y estado general del paciente. Esto permite mantener una buena calidad de vida durante el tratamiento en muchos casos.

Los agentes quimioterapéuticos más utilizados son la vincristina, un inhibidor de la mitosis del grupo de los alcaloides de la vinca, la doxorrubicina, una antraciclina con un amplio espectro de actividad, la ciclofosfamida, un agente citostático alquilante, y el carboplatino, un agente que contiene platino y daña el ADN. Para determinadas indicaciones, también se utiliza la L-asparaginasa, una enzima especialmente eficaz en los linfomas al eliminar aminoácidos vitales de las células tumorales. La selección de las sustancias y la estructura del tratamiento se basan en protocolos estandarizados que se adaptan periódicamente al curso de la terapia. Un ejemplo bien conocido es el protocolo CHOP para linfomas malignos, que consiste en una combinación de ciclofosfamida, hidroxidaunorrubicina (doxorrubicina), vincristina y prednisona y ha demostrado su eficacia en numerosos estudios.

A diferencia de la medicina humana, en los animales se producen con menos frecuencia efectos secundarios graves, lo que se debe a la dosificación más conservadora, al mejor estado general de muchos pacientes animales y a la aplicación más selectiva. No obstante, los efectos secundarios no pueden descartarse y deben integrarse en el concepto terapéutico global. Entre los efectos adversos más frecuentes se encuentran los síntomas gastrointestinales, como náuseas, vómitos o diarrea, que pueden deberse a los daños producidos por en las células de la mucosa que proliferan rápidamente. También puede producirse apatía temporal, rechazo a comer o una mayor necesidad de descansar. La pérdida de pelo es mucho más rara en animales que en humanos, pero puede ocurrir en ciertas razas, especialmente en aquellas con crecimiento continuo de pelo. La depresión de la médula ósea con reducción de la producción de glóbulos blancos, glóbulos rojos y plaquetas es un efecto secundario potencialmente grave y requiere una estrecha vigilancia de los recuentos sanguíneos durante el tratamiento. Las disfunciones hepáticas o renales también son posibles y deben tenerse en cuenta, especialmente con un tratamiento prolongado o a dosis elevadas.

La quimioterapia se controla mediante exámenes clínicos periódicos, controles del hemograma y, si es necesario, análisis de laboratorio de los valores hepáticos y renales. Sólo así se garantiza la detección precoz y el control de los efectos secundarios. La decisión a favor o en contra de la quimioterapia debe tomarse siempre de forma individual y sopesarse responsablemente en diálogo con los propietarios de los animales.

Un aspecto clave es la aceptación de la terapia por parte del propietario de la mascota, ya que los factores emocionales, organizativos y financieros también desempeñan un papel importante junto con las consideraciones médicas. Las visitas periódicas a una clínica especializada ( ), la necesidad de frecuentes análisis de sangre e inyecciones, así como la carga psicológica que supone enfrentarse a un diagnóstico grave, pueden suponer todo un reto. Por tanto, una comunicación abierta y transparente sobre las oportunidades, limitaciones y efectos secundarios esperados del tratamiento es esencial para desarrollar conjuntamente un concepto de tratamiento que no sólo sea sensato desde el punto de vista médico, sino también factible en la práctica y aceptable desde el punto de vista ético.

La quimioterapia es, por tanto, una opción terapéutica muy eficaz que en la medicina veterinaria moderna se utiliza de forma responsable, adaptada individualmente y bajo control continuo. Su objetivo no es sólo prolongar la supervivencia, sino sobre todo mantener la mejor calidad de vida posible para el animal enfermo. En combinación con otras formas de terapia y teniendo en cuenta todos los factores que la acompañan, ofrece una valiosa oportunidad para dar a muchos pacientes de cáncer animal una vida digna de ser vivida.

7.4 Inmunoterapia, terapia dirigida y enfoques personalizados

Un campo relativamente joven pero en rápido crecimiento dentro de la oncología veterinaria es la terapia inmunológica y molecular dirigida, que tiene el potencial de cambiar fundamentalmente el tratamiento de las enfermedades tumorales en los animales de compañía. En la base de estos enfoques está el deseo de no destruir exclusivamente las células tumorales, sino utilizar las propiedades biológicas del tumor de forma selectiva e implicar al propio sistema inmunitario del organismo en la lucha o dirigirlo farmacológicamente. Esta evolución refleja una convergencia cada vez mayor con los principios de la medicina personalizada, ya establecidos en oncología humana, y marca un cambio de paradigma hacia estrategias terapéuticas individualizadas y basadas en la biología.

El objetivo de la inmunoterapia es modular el sistema inmunitario para que reconozca y combata eficazmente las células tumorales sin afectar al tejido sano. Se utilizan diversas estrategias, como la activación de respuestas inmunitarias celulares, el uso de vacunas específicas para el tumor o la aplicación de anticuerpos monoclonales. En medicina veterinaria, esta forma de terapia ha avanzado hasta ahora especialmente en el tratamiento de ciertos melanomas. Por ejemplo, ya se ha autorizado una vacuna basada en antígenos que contienen tirosinasa para los melanomas orales malignos caninos. Está diseñada para estimular el sistema inmunitario del animal para que actúe específicamente contra las células tumorales que expresan esta enzima, que por lo demás rara vez se encuentra en el tejido sano. La experiencia hasta la fecha con este tipo de inmunoterapias es prometedora, aunque su uso se haya limitado hasta ahora a indicaciones seleccionadas y centros especializados.

Otro concepto de gran relevancia es la terapia molecular dirigida. Se basa en la inhibición farmacológica de determinadas vías de señalización que se activan permanentemente en las células tumorales debido a mutaciones o cambios epigenéticos. Un ejemplo destacado es el uso de inhibidores de la tirosina quinasa, como el toceranib, un fármaco que se utiliza en particular para los tumores de mastocitos con una mutación probada de c-kit. Esta mutación provoca la activación permanente de un receptor de crecimiento en la superficie celular, lo que desencadena un crecimiento celular descontrolado. Toceranib bloquea específicamente esta transmisión de señales, lo que puede ralentizar significativamente o incluso detener el crecimiento tumoral. Como estos fármacos actúan específicamente sobre los mecanismos asociados al tumor, suelen tolerarse mejor y tener menos efectos secundarios sistémicos que los agentes quimioterapéuticos convencionales.

Sin embargo, esta forma de terapia dirigida requiere una caracterización biológica molecular previa del tumor, que actualmente sólo puede llevarse a cabo en laboratorios especializados. Hay que identificar e interpretar los marcadores moleculares, las mutaciones genéticas y los perfiles de expresión para decidir si una terapia dirigida tiene sentido. Este enfoque marca la transición hacia la oncología personalizada, es decir, una estrategia de tratamiento que ya no se basa únicamente en diagnósticos histológicos, sino en la firma biológica individual de un tumor.

Aunque esta forma de medicina está aún en pañales en la oncología veterinaria, se abren aquí nuevas perspectivas de futuro. Los avances en los métodos de diagnóstico molecular -como la secuenciación de nueva generación o los análisis de expresión- permiten crear perfiles tumorales en animales que posibilitan terapias diferenciadas y personalizadas. Esta evolución no sólo abre nuevas posibilidades terapéuticas, sino que también permite profundizar científicamente en la biología tumoral de diversas especies animales.

Al mismo tiempo, hay que subrayar que, en la actualidad, estos procedimientos siguen estando asociados a costes considerables y, por lo general, sólo están disponibles en instituciones universitarias o altamente especializadas. Por lo tanto, la integración de estas terapias en la práctica clínica diaria sólo se producirá de forma gradual, dependiendo de la disponibilidad técnica, los recursos financieros y el progreso de la investigación. No obstante, la dirección está clara: la oncología veterinaria se mueve cada vez más en la dirección de una medicina precisa e individualizada, que ya no reacciona únicamente ante categorías tumorales generales, sino que sitúa la individualidad genética, molecular e inmunológica del tumor en el centro del tratamiento.

A largo plazo, este enfoque no sólo ofrece la oportunidad de mejorar significativamente la eficacia del tratamiento tumoral, sino también de minimizar los efectos secundarios y mejorar notablemente la calidad de vida de los animales. La terapia inmune y dirigida marca así un hito en el desarrollo de una oncología veterinaria moderna, responsable y orientada al futuro.

7.5 Terapias basadas en células madre y medicina regenerativa

El uso de células madre en oncología veterinaria representa un campo de investigación muy innovador y prometedor que persigue dos objetivos terapéuticos fundamentalmente diferentes: Por un lado, se pretende que las células madre contribuyan a la regeneración y el apoyo de los procesos de reparación propios del organismo tras tratamientos oncológicos estresantes como la quimioterapia o la radioterapia. Por otro lado, se está investigando su efecto antitumoral o inmunomodulador directo para utilizarlas específicamente en la lucha contra los tumores. Mientras que la primera aplicación está ya más cerca de la realización clínica, los enfoques inhibidores tumorales directos de se encuentran aún en gran medida en fase experimental.

Un campo de aplicación clave es la terapia regenerativa con células madre tras un tratamiento intensivo contra el cáncer. La quimioterapia y la radioterapia -a pesar de su efecto selectivo contra las células tumorales- suelen causar también daños considerables en el tejido sano, sobre todo en órganos muy proliferativos como la médula ósea, la mucosa del tubo digestivo o la piel. En estos casos, las células madre mesenquimales obtenidas del tejido adiposo, la médula ósea o la sangre del cordón umbilical pueden contribuir potencialmente a la regeneración al tener un efecto antiinflamatorio, estimular la división celular en el tejido dañado y favorecer la cicatrización tisular mediante la liberación de factores de crecimiento. Los primeros estudios veterinarios -por ejemplo en perros con daños tisulares inducidos por la radiación- muestran efectos positivos en la cicatrización de heridas, la antiinflamación y la regeneración estructural, aunque los datos son aún limitados y faltan estudios sistemáticos a largo plazo.

Un segundo objetivo, mucho más experimental, es el desarrollo de inmunoterapias basadas en células madre dirigidas específicamente a la respuesta inmunitaria antitumoral. El objetivo es manipular las células madre o células similares, como las células dendríticas o las células T específicas de tumores, para que sean específicamente activas contra las células tumorales. Las células dendríticas, por ejemplo, son células presentadoras de antígenos profesionales que pueden reconocer y procesar antígenos tumorales y presentarlos al sistema inmunitario. En los estudios se está intentando cargar estas células ex vivo con antígenos tumorales y luego administrarlas al animal para desencadenar una respuesta inmunitaria dirigida contra el tumor. En este contexto, también se está investigando la activación de células T citotóxicas específicas del tumor. Sin embargo, en la actualidad se carece de estudios clínicos suficientemente controlados que permitan hacer una afirmación fiable sobre la eficacia, seguridad y reproducibilidad de estos procedimientos en medicina veterinaria.

A pesar de las limitaciones actuales de su aplicabilidad clínica, el potencial futuro de las terapias basadas en células madre es enorme. Ofrecen la posibilidad de desarrollar conceptos de tratamiento personalizados y biológicamente adaptados que vayan más allá del control puramente destructivo del tumor e incorporen mecanismos regenerativos e inmunológicos. Especialmente en el contexto de las terapias combinadas -por ejemplo, junto con la quimioterapia, la inmunoterapia o los fármacos molecularmente dirigidos-, las células madre podrían aportar una contribución significativa al mejorar la tolerabilidad de la terapia, reducir los efectos secundarios y, posiblemente, reforzar también la defensa del tumor a largo plazo.

A largo plazo, la modificación genética de las células madre también podría contribuir a aumentar su selección y eficacia. En la investigación médica humana, por ejemplo, se está trabajando en células T CAR, en las que las células T se modifican genéticamente de forma que reconozcan y ataquen antígenos tumorales con especial eficacia. La transferencia de estos conceptos a la medicina veterinaria es concebible, pero requiere considerables avances tecnológicos y una cuidadosa evaluación de riesgos.

En general, está claro que los enfoques basados en células madre - ya sean regenerativos, inmunomoduladores o directamente antitumorales - representan un importante campo de futuro en oncología. En la práctica veterinaria, todavía estamos al principio, pero la investigación en curso y la creciente cooperación interdisciplinaria entre la medicina veterinaria, la biología celular y la inmunología sugieren que las células madre serán cada vez más importantes como elemento complementario en los conceptos de terapia individualizada en el futuro. Su potencial radica no sólo en su eficacia terapéutica, sino también en la posibilidad de seguir desarrollando la oncología veterinaria hasta convertirla en una especialidad más holística y biológicamente fundamentada.

7.6 Métodos médicos alternativos y su evaluación científica

El uso de procedimientos médicos complementarios y alternativos también está aumentando en el campo de la oncología animal. Entre ellos figuran la fitoterapia, la homeopatía, la acupuntura, la medicina ortomolecular, la terapia de campo magnético y diversas medidas dietéticas. Muchos propietarios de mascotas buscan formas complementarias de tratamiento, sobre todo cuando las opciones médicas convencionales son limitadas o se asocian a efectos secundarios.

Sin embargo, las pruebas científicas de la eficacia de estos procedimientos suelen ser insuficientes o contradictorias. Algunas sustancias vegetales como la artemisinina, la curcumina o determinados extractos de hongos muestran propiedades inhibidoras de tumores in vitro, pero su relevancia clínica en animales aún no se ha demostrado de forma convincente. Por tanto, la recomendación veterinaria de métodos alternativos debe basarse siempre en pruebas científicas, teniendo en cuenta las posibles interacciones y como parte de un concepto de tratamiento integrador.

7.7 Medidas médicas paliativas para casos no curativos

Si la curación no es posible, los cuidados paliativos pasan a un primer plano. El objetivo de los cuidados paliativos para animales es aliviar el dolor, reducir la ansiedad, controlar la disnea, las náuseas u otros síntomas angustiosos y permitir que el animal disfrute de la mayor calidad de vida posible hasta el final de su vida. El tratamiento del dolor, la estimulación del apetito, la administración de líquidos, los cuidados orientados a los síntomas y el apoyo emocional estable al propietario son algunas de las medidas clave.

Los cuidados paliativos pueden dispensarse en régimen ambulatorio, en centros especializados o a domicilio. Es necesaria una conversación abierta sobre el curso de la enfermedad, las posibles complicaciones, las decisiones de eutanasia y el proceso de la muerte para evitar sufrimientos innecesarios y acompañar al animal y al propietario con dignidad.

8. Calidad de vida, cuidados y consideraciones éticas

El tratamiento del cáncer en los animales de compañía no es exclusivamente una tarea médico-técnica, sino también siempre un empeño profundamente emocional y ético. Mantener o restablecer la calidad de vida está en el centro de toda terapia oncológica, especialmente cuando ya no es posible un tratamiento curativo. El bienestar del animal debe armonizarse siempre con la valoración subjetiva del propietario del animal, las posibilidades médicas y las condiciones marco económicas y psicológicas. La cuestión del equilibrio adecuado entre la prolongación de la vida y la calidad de vida, entre la terapia y la evitación del sufrimiento, es uno de los mayores retos de la oncología veterinaria.

8.1 Evaluación de la calidad de vida desde el punto de vista veterinario

La evaluación de la calidad de vida de un animal con cáncer es un proceso especialmente delicado y complejo en el que intervienen componentes no sólo médicos, sino también éticos, emocionales y comunicativos. En oncología veterinaria, esta evaluación es de vital importancia, ya que está directamente vinculada a la cuestión de si la terapia debe iniciarse, continuarse o posiblemente terminarse. A diferencia de la medicina humana, en la que los pacientes pueden describir y reflexionar sobre su calidad de vida con sus propias palabras, la evaluación veterinaria debe basarse en la observación minuciosa del veterinario y en la percepción y valoración del cuidador del animal.

La calidad de vida no puede reducirse a parámetros físicos individuales, sino que requiere una consideración integradora de los aspectos fisiológicos, así como psicológicos y sociales. Los indicadores físicos clave son la ausencia de dolor, la movilidad, un comportamiento alimentario normal, una defecación y micción sin molestias, una respiración normal, un aspecto cuidado y la ausencia de síntomas estresantes como vómitos, diarrea o fatiga crónica. Al mismo tiempo, sin embargo, también es importante tener en cuenta cómo percibe el animal su entorno, si participa activamente en la vida social, muestra interés por las interacciones, desarrolla conductas de juego o entra voluntariamente en situaciones familiares. La capacidad de moverse de forma independiente, de comer y de regular las fases de reposo y vigilia son también expresión de un equilibrio físico y mental estable.

El reto consiste en sistematizar estas diversas impresiones y traducirlas a un formato clínicamente utilizable sin ignorar el carácter individual, el historial médico o el comportamiento social del animal en cuestión. Las escalas de valoración estructuradas han demostrado ser una guía útil en este sentido. Un método utilizado con frecuencia es la llamada escala "HHHHHHMM", que se centra en siete áreas fundamentales: Dolor ("Hurt"), hambre, hidratación ("Hydration"), higiene (limpieza y aseo), felicidad ("Happiness"), movilidad y equilibrio entre días buenos y malos ("More good days than bad"). Esta escala pretende permitir a los propietarios y al equipo de tratamiento llevar a cabo una reflexión estructurada y ayudar a traducir las impresiones subjetivas en una matriz de decisión comprensible.

Sin embargo, a pesar de su valor práctico, una escala de este tipo nunca debe utilizarse como única base para la toma de decisiones. Es una ayuda, no un sustituto de la experiencia veterinaria, la empatía y los conocimientos clínicos. Esto se debe a que cada animal reacciona de forma diferente ante la enfermedad, el dolor o la terapia. Algunos animales se retraen cuando sufren, otros apenas muestran un comportamiento perceptible aunque padezcan un dolor considerable. Factores individuales como el temperamento, el entorno vital, el apego a las figuras de apego y las enfermedades previas también desempeñan un papel importante. La percepción subjetiva del propietario -por ejemplo, a través de cambios de comportamiento, vocalización o lenguaje corporal- es, por tanto, una fuente de información tan valiosa como el examen clínico objetivo.

Un aspecto especialmente importante de la calidad de vida es la tolerabilidad de la terapia. Una medida médicamente eficaz pierde su valor si va acompañada de efectos secundarios significativos que suponen una carga excesiva para el animal. La quimioterapia que ralentiza el crecimiento del tumor pero provoca pérdida crónica de apetito, debilidad o trastornos gastrointestinales puede mermar el bienestar del animal hasta tal punto que ya no se justifique continuar. Por lo tanto, es esencial una reevaluación continua de la calidad de vida, especialmente en el curso de tratamientos a largo plazo. Las revisiones periódicas, las conversaciones con los propietarios y la observación específica del comportamiento del animal son necesarias para detectar los cambios en una fase temprana y adaptar las medidas terapéuticas en consecuencia.

El objetivo primordial de cualquier tratamiento oncológico veterinario responsable no es sólo prolongar la vida, sino mantener o restablecer la mejor calidad de vida posible. En la práctica, esto significa evitar sistemáticamente el dolor, tratar los efectos secundarios en una fase temprana y vigilar siempre que el animal siga disfrutando de la vida, se sienta bien y pueda organizar su vida cotidiana de forma independiente. En esta zona de conflicto entre las posibilidades médicas , la responsabilidad ética y el apego emocional, la evaluación de la calidad de vida es una brújula indispensable, tanto para los veterinarios que tratan a los animales como para las personas que los acompañan. Constituye la base de una terapia que no sólo es clínicamente apropiada, sino también respetuosa con el animal, empática y humanamente responsable.

8.2 Comunicación entre el veterinario, el propietario del animal y, si procede, el psicólogo.

Una comunicación abierta, respetuosa y empática es un requisito previo básico para el éxito de cualquier terapia oncológica. El veterinario debe ser capaz de explicar cuestiones médicamente complejas de forma comprensible, transmitir expectativas realistas y tomarse en serio las reacciones emocionales del propietario de la mascota. Al mismo tiempo, es necesario dejar espacio para preguntas, dudas y deseos personales. La conversación sobre el diagnóstico de cáncer, las posibles opciones de tratamiento y el pronóstico debe desarrollarse siempre en un ambiente tranquilo y sin alteraciones.

En situaciones difíciles de toma de decisiones, también puede ser útil implicar a especialistas externos, como psicólogos especializados en asesoramiento sobre el duelo animal o especialistas en cuidados paliativos. Muchos propietarios de mascotas viven el diagnóstico de cáncer de su mascota como algo traumático, sintiéndose culpables o abrumados. La atención veterinaria debe reconocer este contexto emocional y no reducirse únicamente a comunicar hechos.

El apoyo psicosocial adquiere especial importancia en la fase final de la vida. El momento en que se posponen las medidas terapéuticas en favor de los cuidados médicos paliativos o la eutanasia requiere un grado especialmente alto de sensibilidad comunicativa. Las conversaciones empáticas pueden ayudar a reducir los sentimientos de culpa, promover la toma de decisiones racionales y reforzar la confianza entre el veterinario y el propietario.

8.3 Aspectos éticos de las decisiones terapéuticas

La cuestión de qué tratamiento es adecuado en cada situación no puede decidirse únicamente en función de parámetros médicos. Hay que tener en cuenta consideraciones éticas, así como las necesidades del animal y los límites del propietario. Aquí entran en conflicto varios principios éticos: el respeto a la vida, el deber de evitar el sufrimiento, la responsabilidad humana por el animal y los límites de la viabilidad médica.

La cuestión ética central es: ¿qué beneficia al animal? O, en sentido negativo, ¿qué es razonable? Una terapia que somete al animal a semanas de dolor, miedo o restricciones considerables sin ninguna perspectiva realista de curación o prolongación relevante de la vida puede ser éticamente problemática, aunque sea técnicamente factible. En tales casos, el veterinario debe tener el valor de sugerir que el animal renuncie a la terapia o que se le aplique la eutanasia como opción posible, sin presiones, pero con claridad y autoridad profesional.

Los recursos del propietario del animal también desempeñan un papel en la consideración ética. No todos los propietarios están en condiciones de financiar tratamientos costosos, organizar el transporte y los cuidados o soportar la presión emocional durante un largo periodo de tiempo. Por lo tanto, la postura ética en oncología veterinaria no debe orientarse hacia el máximo cuidado técnico, sino hacia un equilibrio responsable entre la viabilidad médica y el bienestar individual.

8.4 Cuidados paliativos y cuidados terminales para animales

Cuando ha llegado el momento en que se descarta la curación y están indicados los cuidados paliativos, comienza la fase de cuidados al final de la vida. El objetivo es que el animal pueda llevar una vida digna, sin dolor ni ansiedad hasta el último momento. Los cuidados paliativos veterinarios incluyen terapia del dolor, tratamiento sintomático , apoyo psicológico a los propietarios y preparación organizativa y médica para la despedida.

Durante esta fase, a muchos propietarios les gustaría que sus mascotas recibieran cuidados en casa, donde se encuentran en un entorno familiar. Las visitas a domicilio, la terapia móvil del dolor y la opción de la eutanasia en el propio hogar de la mascota son componentes clave de unos cuidados paliativos respetuosos con los animales. Al mismo tiempo, la información sobre los procesos típicos de la agonía, las posibles complicaciones y los signos de la proximidad de la muerte es esencial para evitar la incertidumbre y las exigencias excesivas.

La decisión de practicar la eutanasia nunca debe tomarse a la ligera, sino que debe adoptarse de forma clara, meditada y basándose en consideraciones médicas y éticas. Es un acto de compasión y una expresión de cuidado responsable cuando se han agotado todas las demás opciones. El veterinario desempeña aquí un doble papel: es a la vez un experto médico y un consejero ético. En ambas funciones, tiene una gran responsabilidad para con el animal y para con el propietario, que debe acompañar un paso doloroso pero necesario.

9. Prevención y asistencia sanitaria

La prevención del cáncer en los animales de compañía es cada vez más importante, dado el aumento del número de casos y de la sensibilidad diagnóstica. Aunque no todos los tipos de tumores pueden evitarse con medidas preventivas, lo cierto es que es posible reducir significativamente el riesgo de muchas enfermedades mediante la prevención selectiva, la detección precoz y un estilo de vida saludable. En este contexto, la prevención no sólo significa evitar el desarrollo de tumores, sino también la identificación precoz de las constelaciones de riesgo, la intervención terapéutica oportuna y la implicación activa del propietario del animal en el mantenimiento de su salud.

9.1 Vacunaciones, castración y exámenes preventivos

Un componente central de la prevención de tumores veterinarios es el uso coherente de medidas profilácticas basadas en pruebas para reducir el riesgo de desarrollo de tumores o permitir su detección precoz. En este sentido, desempeñan un papel decisivo tanto las intervenciones médico-técnicas, como las vacunaciones y castraciones, como las estructuras organizativas, como las revisiones periódicas. El objetivo de estas medidas es reducir la proporción de cánceres evitables , desplazar el diagnóstico a la fase más temprana posible de la enfermedad y garantizar la calidad de vida a largo plazo de los animales mediante un seguimiento sanitario específico.

La estrategia de vacunación merece una atención particular en el contexto de la prevención de tumores, especialmente con respecto a los fibrosarcomas asociados a vacunas documentados en gatos. Estos tumores malignos se desarrollan en raras ocasiones en los puntos de inyección, especialmente en la zona del cuello o entre los omóplatos, y se sospecha que están causados por la reacción local a ciertos adyuvantes de las vacunas. Aunque la frecuencia absoluta de estos tumores es baja, su aparición ha tenido consecuencias de gran alcance para la gestión de las vacunas. Hoy en día, se prefieren las vacunas con una concentración reducida de adyuvantes para minimizar el potencial de irritación local. Además, se ha establecido la práctica de administrar las vacunas por vía subcutánea profunda o lo más distalmente posible, por ejemplo en la zona distal de las extremidades o en la zona abdominal lateral. Si posteriormente se desarrolla un tumor, la extirpación quirúrgica completa en estos lugares es posible con un riesgo y una pérdida funcional significativamente menores. La documentación minuciosa de la vacuna, el lugar de inyección y la fecha de administración no sólo es necesaria desde el punto de vista de la responsabilidad, sino que también permite un estrecho seguimiento de las posibles reacciones a la vacunación.

Otro enfoque muy eficaz para la prevención de tumores es la castración profiláctica, que puede tener un efecto preventivo, especialmente en el caso de tumores hormonodependientes. En las perras, el riesgo de desarrollar tumores mamarios puede reducirse significativamente mediante la castración antes del primer o segundo celo a más tardar - cuanto antes se realice el procedimiento, más pronunciado será el efecto preventivo. También se ha demostrado que la castración reduce significativamente la incidencia de tumores testiculares y adenomas perianales en los perros macho. En los gatos, la castración precoz no sólo previene la reproducción no deseada, sino también las enfermedades del útero y los tumores relacionados con las hormonas. También puede reducir la aparición de ciertos trastornos del comportamiento asociados a las hormonas sexuales.

No obstante, la decisión de esterilizar debe tomarse siempre teniendo en cuenta el estado de salud individual, las condiciones de vida, la disposición genética y los antecedentes raciales. Especialmente en el caso de animales con predisposición a ciertas enfermedades o destinados a la reproducción, deben sopesarse cuidadosamente los beneficios y los posibles riesgos.

Otro pilar elemental de la prevención del cáncer es la realización periódica de exámenes veterinarios de cribado . Éstos no sólo sirven para el control general de la salud, sino que también son una herramienta indispensable para la detección precoz de enfermedades tumorales que aún no se han manifestado clínicamente. Los animales de edad avanzada, en particular, en los que el riesgo de neoplasia aumenta significativamente, deben someterse a un examen clínico exhaustivo al menos una vez al año. Además de un examen físico exhaustivo, éste también incluye análisis de laboratorio, como análisis de sangre para evaluar la función de los órganos, parámetros hematológicos para detectar cambios sistémicos y análisis de orina para la detección precoz de enfermedades urológicas. En función de los hallazgos o del perfil de riesgo del animal, también pueden estar indicados procedimientos de diagnóstico por imagen como radiografías, ecografías o -si se sospechan determinados tipos de tumores- diagnósticos complementarios como TAC o RMN.

El cribado periódico no sólo permite un diagnóstico precoz, sino que también aumenta la probabilidad de que un tumor detectado se encuentre todavía en una fase tratable y localizada. Esto mejora significativamente las opciones terapéuticas, la calidad de vida del animal y el pronóstico.

Los cuidados preventivos estructurados también permiten informar precozmente a los propietarios de los animales de compañía sobre las medidas preventivas, los cambios de comportamiento o las anomalías clínicas, así como concienciarlos de la importancia del seguimiento periódico de la salud ( ).

9.2 Dieta, ejercicio y evitación de factores de riesgo

Un estilo de vida saludable también desempeña un papel cada vez más importante en la prevención de enfermedades tumorales en medicina veterinaria. Si bien el concepto de gestión preventiva de la salud está establecido desde hace tiempo en los seres humanos, también está cobrando cada vez más importancia en el cuidado de los animales de compañía, ya que muchos factores de influencia que se asocian a un mayor riesgo de cáncer en los seres humanos también son transferibles a los animales. La visión holística de la nutrición, el ejercicio, las condiciones ambientales y el comportamiento permite reducir el riesgo de determinados tipos de cáncer en perros y gatos de forma selectiva y, al mismo tiempo, fomentar el bienestar general y la calidad de vida a lo largo de toda la vida.

La nutrición es un componente central de este estilo de vida preventivo. Aunque los datos científicos en medicina veterinaria son aún incompletos y faltan estudios controlados a gran escala sobre la correlación directa entre determinados componentes de los piensos y el desarrollo de tumores, existen numerosos indicios de una posible relación. En particular, el uso en de conservantes sintéticos, colorantes artificiales o materias primas de baja calidad en la alimentación animal se considera de forma crítica. También se sospecha que las micotoxinas, es decir, las toxinas de moho que pueden desarrollarse en alimentos secos de mala calidad o mal almacenados, aumentan el riesgo de cáncer. Por lo tanto, una dieta equilibrada y apropiada para cada especie, con ingredientes procesados de alta calidad y etiquetados de forma transparente, es un factor preventivo importante. Los ingredientes frescos, una proporción equilibrada de proteínas, grasas e hidratos de carbono y evitar la sobrealimentación son piedras angulares fundamentales de una dieta sana. También se discute si determinados nutrientes, como los ácidos grasos omega-3, los antioxidantes o las sustancias vegetales secundarias, tienen propiedades preventivas de tumores; sin embargo, esto sólo se ha confirmado de forma muy limitada y no puede generalizarse.

Otro factor de riesgo importante que también se observa con creciente frecuencia en los animales de compañía es la obesidad. La obesidad provoca diversos cambios metabólicos, como procesos inflamatorios crónicos, alteraciones de la regulación hormonal y aumento del estrés oxidativo, factores todos ellos que también pueden desempeñar un papel en el desarrollo de tumores. Especialmente en el caso de los tumores hormonodependientes, como los tumores mamarios o los adenomas perianales, parece plausible una conexión con la obesidad. Sin embargo, un peso corporal saludable no sólo previene el cáncer, sino que también reduce el riesgo de diabetes mellitus, enfermedades articulares y problemas cardiovasculares, que representan una carga considerable, especialmente en animales de edad avanzada. Por tanto, el control periódico del peso, la alimentación en función de las necesidades y el fomento de un estilo de vida activo son medidas esenciales en la atención sanitaria preventiva.

El ejercicio no sólo contribuye al control del peso, sino que también tiene efectos positivos sobre el sistema inmunitario, el metabolismo, la aptitud cardiovascular y el comportamiento. Los animales que se someten con regularidad a desafíos físicos y mentales muestran una mayor resistencia general al estrés, una mejor capacidad de regeneración y una sensación de bienestar más estable, factores todos ellos que desempeñan un papel indirecto en la onco-prevención. Por lo tanto, los paseos, las fases de juego, el fomento del ejercicio físico en la vejez y una cría adecuada a la especie son esenciales no sólo en términos de calidad de vida, sino también desde una perspectiva médica preventiva.

Por último, la protección contra carcinógenos ambientales conocidos es un ámbito especialmente relevante. Numerosos estudios han demostrado que las mascotas que entran regularmente en contacto con el humo del tabaco, pesticidas, herbicidas o emisiones industriales tienen un mayor riesgo de padecer diversos tipos de tumores. Los perros de hogares fumadores tienen más probabilidades de desarrollar tumores nasales o pulmonares, mientras que los gatos son más propensos a ingerir sustancias tóxicas lamiendo su pelaje contaminado por contaminantes , lo que se asocia a un mayor riesgo de linfoma, por ejemplo. El contacto con zonas verdes tratadas, productos químicos de limpieza o gases de escape también puede tener consecuencias para la salud a largo plazo. Por lo tanto, un enfoque consciente de las sustancias químicas en el entorno doméstico y un examen crítico del medio ambiente para detectar posibles contaminaciones cancerígenas revisten una importancia fundamental.

Además, la radiación UV supone un grave riesgo para determinados animales. Los animales de color claro o pelo corto, especialmente los gatos blancos con narices rosadas y bordes de las orejas sin pelo, corren un riesgo especial de desarrollar carcinomas de células escamosas como resultado de la exposición crónica al sol. Evitar sistemáticamente la exposición directa al sol -especialmente al mediodía- y retirarse a zonas de sombra es un enfoque preventivo sensato en este caso. En algunos casos, incluso puede ser útil el uso de protectores solares especiales para animales.

En general, está claro que promover un estilo de vida saludable es también una parte integral y con visión de futuro de la prevención de tumores en animales de compañía. La dieta, el ejercicio, el control del peso y la protección del medio ambiente forman la base de una estrategia preventiva holística que no sólo puede reducir el riesgo de tumores, sino también hacer que la vida de los animales sea más sana, más activa y más agradable en general. El asesoramiento veterinario desempeña un papel clave a la hora de educar a los propietarios de animales de compañía sobre estas interrelaciones, hacer recomendaciones personalizadas y promover una cultura de la salud centrada no sólo en el tratamiento, sino sobre todo en la prevención.

9.3 Cribado genético en animales reproductores

Una palanca especialmente eficaz, pero a menudo infravalorada, en la prevención de tumores a largo plazo reside en el control de la cría. Numerosas enfermedades oncológicas en perros y gatos muestran una clara acumulación específica de razas, lo que indica predisposiciones genéticamente fijadas dentro de ciertas poblaciones. Estos patrones no son casuales, sino la expresión de prácticas de cría de larga data en las que las características externas, el temperamento o los criterios de rendimiento estaban en primer plano, mientras que las predisposiciones genéticas -especialmente para enfermedades complejas como los tumores- a menudo pasaban desapercibidas o se reconocían demasiado tarde.

Por tanto, en una estrategia de cría moderna y orientada a la salud, es de vital importancia identificar los riesgos genéticos en una fase temprana, tomar contramedidas específicas y reducir así la incidencia de tumores en las razas afectadas a largo plazo.

Entre las enfermedades tumorales con una prevalencia específica de raza pronunciada se encuentran los mastocitomas en el bóxer, los osteosarcomas en razas grandes como el gran danés, el rottweiler o el lobero irlandés, así como los linfomas malignos, que aparecen con mayor frecuencia en el golden retriever, el labrador o el perro de montaña de Berna. Los sarcomas histiocíticos también muestran una prevalencia superior a la media en determinadas razas, lo que indica variantes genéticas recesivas o poligénicas. Estos cuadros clínicos suelen aparecer a una edad relativamente temprana y se asocian a una elevada agresividad biológica y a opciones de tratamiento limitadas. La identificación selectiva de animales reproductores predispuestos es, por tanto, un paso clave para reducir la carga de esta enfermedad en el conjunto de la cabaña.

Los modernos métodos de pruebas genéticas moleculares abren nuevas posibilidades en este contexto. Mediante el cribado selectivo de mutaciones o factores de riesgo genéticos conocidos, pueden identificarse animales portadores incluso antes de que aparezcan los síntomas clínicos. Especialmente en las razas afectadas en las que ya se conocen marcadores genéticos establecidos -por ejemplo, para determinadas formas de linfoma de células B en el Golden Retriever o para sarcomas histiocíticos en el Boyero de Berna-, la exclusión selectiva de estos animales de la cría puede contribuir significativamente a reducir la incidencia de la enfermedad. La combinación de un cribado genético y una cuidadosa selección en permite excluir de la cría no sólo a los animales afectados, sino también a los portadores asintomáticos del gen, reduciendo así sistemáticamente la propagación de alelos defectuosos en la población.

Sin embargo, la aplicación de esta estrategia requiere un enfoque coordinado de todas las partes interesadas. Las asociaciones de criadores deben estar preparadas para integrar criterios de salud genética en sus reglamentos de cría de forma obligatoria y establecer la participación en programas de cribado como componente obligatorio de una política de cría responsable.

Los veterinarios asumen un papel de asesoramiento, diagnóstico y educación informando a los criadores sobre los procedimientos de prueba disponibles, su importancia y las consecuencias de los resultados de las pruebas. Los propietarios, por su parte, asumen su responsabilidad apoyando específicamente a los criadores que hacen hincapié en la diversidad genética, la prevención sanitaria y la longevidad, y oponiéndose conscientemente a los proveedores dominados por criterios estéticos o intereses miopes.

Además de la exclusión selectiva de los portadores de genes, también pueden contribuir positivamente medidas más amplias de diversificación genética dentro de las razas. Los coeficientes de consanguinidad estrechos, la cría en línea excesiva o el uso repetido de sementales populares individuales ("efecto semental popular") no sólo aumentan el riesgo de enfermedades hereditarias recesivas, sino también la fijación genética de mutaciones asociadas a tumores. Una política de cría estructurada y basada en la diversidad genética puede mitigar este efecto y mejorar la resistencia de la población a enfermedades multifactoriales como el cáncer.

A largo plazo, la integración de criterios de salud genética en la práctica de la cría no sólo mantiene sanos a los animales individuales, sino que también contribuye a una reducción sostenible de las enfermedades tumorales en el conjunto de la población. Este efecto preventivo se desarrolla a lo largo de generaciones y es, por tanto, un componente central de una medicina veterinaria responsable y con visión de futuro. De este modo, el control de la cría está pasando de ser una disciplina tradicionalmente selectiva a convertirse en un instrumento estratégico de la prevención moderna de tumores, con el apoyo de la cooperación interdisciplinar, la transparencia científica y una imagen ética compartida en beneficio de las futuras generaciones de animales domésticos.

9.4 Educación y formación de los propietarios de animales

Un propietario informado y educado es un colaborador clave en la prevención de tumores. Muchos tumores podrían detectarse en una fase más temprana o evitarse por completo si los propietarios de mascotas estuvieran informados sobre los factores de riesgo, los síntomas tempranos y las medidas preventivas de . Por lo tanto, los veterinarios deberían proporcionar información sobre el cáncer de forma proactiva y poner a disposición de los propietarios el material adecuado, ya sea en forma de consultas, folletos, información en línea o conferencias.

Debe prestarse especial atención a la detección de cambios sutiles. El reconocimiento precoz de hinchazones, cambios en zonas de la piel, pérdida de apetito o comportamiento inusual sólo es posible si el propietario sabe a qué debe prestar atención. También debe hablarse de los hallazgos poco claros, de la importancia de un seguimiento regular y de la necesidad de una aclaración veterinaria a tiempo.

Educar también significa contrarrestar mitos e ideas erróneas, como el supuesto "riesgo de cáncer por las vacunas", el uso acrítico de remedios alternativos o las expectativas exageradas de determinadas terapias. Un diálogo objetivo y de confianza refuerza los conocimientos sanitarios de los propietarios y contribuye decisivamente al éxito de la prevención.

10. Investigación y perspectivas de futuro en oncología veterinaria

La oncología veterinaria es un campo especializado que está experimentando cambios dinámicos. Las innovaciones tecnológicas, los descubrimientos en biología molecular, las nuevas formas de terapia y la creciente integración con la medicina humana abren perspectivas que parecían impensables hace sólo unas décadas. La medicina veterinaria ya no es un mero campo de aplicación de las terapias existentes, sino que se está convirtiendo cada vez más en un ámbito científico independiente e impulsado por la investigación. El desarrollo futuro de la terapia del cáncer en los animales de compañía dependerá en gran medida de la medida en que sea posible trasladar los descubrimientos científicos a la práctica, reforzar la cooperación interdisciplinar y, al mismo tiempo, satisfacer las necesidades de los animales, los propietarios y la sociedad.

10.1 Situación actual de los estudios y de la investigación traslacional

La situación actual de los estudios en oncología veterinaria se caracteriza por un notable dinamismo visible tanto en la amplitud como en la profundidad de la investigación científica. En un campo que durante muchos años se ha visto eclipsado por la oncología médica humana, existe ahora una clara tendencia a la valorización. Numerosas facultades de veterinaria, instituciones universitarias de investigación y empresas farmacéuticas privadas invierten cada vez más en el desarrollo de nuevos procedimientos diagnósticos, sustancias terapéuticas y conceptos de tratamiento individualizados. Esto va acompañado de una clara profesionalización del campo, que está pasando de ser una disciplina puramente clínica a una disciplina científica basada en la biología molecular y orientada a la traslación.

En el centro de este desarrollo se encuentra el denominado enfoque traslacional, un concepto metodológico que pretende traducir los descubrimientos fundamentales de la biología molecular, la investigación celular y la genética en aplicaciones clínicas específicas. Este principio permite tender un puente entre el laboratorio y la clínica, entre la investigación experimental básica y la medicina veterinaria cotidiana. Es especialmente destacable que la oncología veterinaria no sólo se beneficia de los avances de la medicina humana, sino que también se reconoce cada vez más como una fuente independiente de conceptos terapéuticos innovadores.

Un ejemplo paradigmático de esta exitosa traslación es la investigación y aplicación de inhibidores de la tirosina quinasa en los mastocitomas caninos. Estos tumores se encuentran entre las neoplasias cutáneas malignas más frecuentes en perros y en muchos casos presentan mutaciones en el denominado gen c-kit, que codifica para un receptor tirosina quinasa. Esta mutación conduce a una activación constitutiva de la vía de señalización que promueve el crecimiento tumoral. Fármacos como el toceranib o el masitinib, desarrollados originalmente en el marco de la investigación del cáncer humano, se han probado con éxito en estudios veterinarios en perros con mastocitomas de aparición espontánea y se han adoptado en la práctica clínica. La gran similitud biológica de estos tumores espontáneos con enfermedades humanas comparables hace que los perros y los gatos sean modelos especialmente valiosos para las pruebas preclínicas y clínicas de nuevas sustancias. A diferencia de la investigación clásica de laboratorio, en la que los tumores se inducen artificialmente, estas neoplasias espontáneas reflejan auténticamente la complejidad de la progresión real de la enfermedad, la heterogeneidad genética y las interacciones inmunitarias.

En los últimos años, la investigación veterinaria también ha avanzado mucho en el campo de la inmuno-oncología. El desarrollo de enfoques de vacunología tumoral, como las vacunas contra melanomas malignos en perros, supone un paso decisivo hacia terapias contra el cáncer biológicamente individualizadas. El objetivo de estas vacunas es activar específicamente el sistema inmunitario del animal frente a los antígenos tumorales para generar una respuesta inmunitaria sostenida y específica. Al mismo tiempo, se investigan inmunomoduladores que intervienen en la interacción entre el tumor y el sistema inmunitario, por ejemplo bloqueando los mecanismos inmunosupresores o potenciando las reacciones citotóxicas. Otro campo innovador es el uso de terapias celulares autólogas, en las que células inmunológicamente activas del paciente -como células dendríticas o células T- se manipulan ex vivo y luego se vuelven a administrar para inducir una respuesta antitumoral selectiva.

Estos avances demuestran que la medicina veterinaria es cada vez más no sólo copartícipe, sino también cocreadora activa de conceptos terapéuticos innovadores. La creciente importancia de los animales domésticos como organismos modelo para la oncología comparada ha llevado a que la investigación veterinaria también atraiga cada vez más la atención de la medicina humana. En una época en la que la medicina personalizada, los procedimientos inmunológicos y las estructuras moleculares diana conforman el estándar de la terapia oncológica moderna, la oncología veterinaria representa un campo de investigación muy relevante, práctico y éticamente justificable que contribuye de forma integral a la innovación oncológica.

Además, el creciente establecimiento de redes de estudios multicéntricos y bases de datos normalizadas es un indicador de la profesionalización de la investigación oncológica veterinaria. La colaboración interdisciplinar, los diseños estructurados de los estudios y la integración de parámetros clínicos y de biología molecular permiten ahora obtener datos de calidad compatibles a escala internacional. Esto no sólo aumenta el valor informativo de los estudios individuales de , sino que también crea la base para recomendaciones terapéuticas basadas en la evidencia que cumplen los requisitos de la medicina veterinaria moderna.

En general, puede decirse que la investigación oncológica veterinaria se encuentra actualmente en una fase de profunda transformación. No sólo se está beneficiando de los avances de la medicina humana, sino que también está desarrollando cada vez más sus propias vías de innovación específicas para los animales. La estrecha integración de la investigación básica, la aplicación clínica y la ciencia traslacional está abriendo un amplio espectro de posibilidades terapéuticas que podrían tanto mejorar el pronóstico de los animales enfermos de cáncer como realizar una valiosa contribución a la oncología comparada en el futuro.

10.2 Integración de IA, macrodatos y diagnóstico molecular

La digitalización abre posibilidades completamente nuevas para la oncología veterinaria. Gracias a la integración de la inteligencia artificial y los análisis de big data, ahora es posible evaluar sistemáticamente enormes cantidades de datos procedentes de expedientes de pacientes, análisis genéticos, imágenes y resultados terapéuticos y transferirlos a algoritmos de toma de decisiones relevantes para la práctica. El resultado son modelos de pronóstico que permiten una evaluación más precisa de la evolución de la enfermedad y generan sugerencias terapéuticas individualizadas. El diagnóstico molecular desempeña un papel clave en este contexto. El análisis del ADN tumoral, los perfiles de expresión del ARN, la epigenética y los marcadores proteicos permiten comprender mucho mejor la biología de un tumor. El desarrollo de las "biopsias líquidas", es decir, la detección de componentes tumorales circulantes en la sangre, abre incluso la posibilidad de un diagnóstico no invasivo, precoz y verificable dinámicamente en el futuro.

La combinación con la IA también conduce a nuevos estándares en el campo de la imagen: Los programas de análisis de imágenes reconocen cambios sutiles antes y con más precisión que el ojo humano y pueden cuantificar automáticamente metástasis o crecimiento infiltrativo, por ejemplo. Estos avances técnicos prometen no sólo una mayor objetividad, sino también una mejora de la reproducibilidad de las decisiones veterinarias.

10.3 Desarrollo de enfoques terapéuticos innovadores

El continuo desarrollo de nuevos enfoques terapéuticos en oncología veterinaria refleja la creciente complejidad y poder innovador de esta especialidad. Paralelamente a los avances en el diagnóstico, las opciones terapéuticas también se han diversificado y ampliado de forma notable.

Además de procedimientos tradicionales como la cirugía, la radioterapia y la quimioterapia, cada vez cobran más protagonismo los métodos modernos de orientación biológica que se dirigen al nivel celular, genético y molecular,. Estas nuevas estrategias no sólo tienen por objeto combatir directamente los tumores, sino también activar los mecanismos de defensa del propio organismo, modular el microentorno y estabilizar el equilibrio oncológico a largo plazo.

Un enfoque especialmente prometedor para el futuro es la terapia celular, en la que se utilizan células inmunitarias específicamente para combatir tumores. En medicina humana, las llamadas células CAR-T -linfocitos T modificados genéticamente y equipados con receptores de antígenos quiméricos- ya han logrado éxitos revolucionarios en determinadas formas de leucemia y linfoma. También se están llevando a cabo los primeros estudios de investigación veterinaria en los que se aplica esta técnica a tumores espontáneos de perros y gatos. El objetivo es activar las células inmunitarias del propio paciente fuera del organismo, reprogramarlas genéticamente y reintroducirlas a continuación para generar una respuesta inmunitaria selectiva contra las células tumorales. La terapia celular autóloga, que no implica necesariamente modificaciones genéticas, sino que estimula las células inmunitarias -como las células dendríticas o las células T- mediante el contacto con antígenos y las reinfunde en el animal, se considera especialmente prometedora. Esta forma individualizada de terapia tiene la ventaja de que puede adaptarse con precisión al perfil inmunológico de cada animal y es potencialmente muy eficaz y bien tolerada.

Paralelamente a estos procedimientos basados en células, también se está investigando intensamente la combinación de distintas formas de terapia como parte de protocolos multimodales. Numerosos estudios han demostrado que la combinación de la extirpación quirúrgica del tumor, la inmunoterapia posterior y la radioterapia complementaria suele dar mejores resultados que cada medida por separado. Los efectos sinérgicos de estos conceptos de tratamiento integrado se basan en que se pueden utilizar distintos puntos de ataque, controlar los focos de diseminación sistémica y mejorar el reconocimiento inmunológico de las células tumorales. Estas estrategias se apoyan en las nuevas tecnologías de administración de fármacos: los sistemas portadores liposomales permiten la liberación selectiva de sustancias activas en el lugar de acción, los vehículos nanotecnológicos mejoran la biodisponibilidad de sustancias poco solubles y los depósitos de fármacos de aplicación local permiten la liberación sostenida y mínimamente invasiva de fármacos con un perfil de efectos secundarios reducido.

Otra tendencia muy notoria es el desarrollo de intervenciones dietéticas que pueden utilizarse no sólo como complemento de la terapia, sino también como medida independiente para influir en el metabolismo tumoral . Estos conceptos se basan en el conocimiento de que las células tumorales suelen presentar una producción de energía alterada -como un aumento de la glucólisis incluso en condiciones de oxígeno ("efecto Warburg")- y, por tanto, reaccionan de forma especialmente sensible a determinados nutrientes. Las dietas contra el cáncer bajas en carbohidratos y ricas en grasas, por ejemplo, pretenden aprovechar estas peculiaridades metabólicas para inhibir el crecimiento de las células tumorales y fortalecer el tejido sano. Aunque estos enfoques parecen prometedores, la situación del estudio en medicina veterinaria aún no está estandarizada, lo que significa que su uso debe examinarse siempre de forma crítica y adaptarse individualmente.

Además, las sustancias fitomedicinales se utilizan cada vez más en la investigación oncológica. Sustancias naturales como la curcumina, la artemisinina o el resveratrol muestran propiedades antitumorales, antiinflamatorias y antioxidantes in vitro y en estudios con animales. Sin embargo, su modo de acción exacto, su dosificación óptima y su relevancia clínica en perros y gatos son objeto de investigaciones en curso, ya que los resultados obtenidos hasta la fecha son a veces contradictorios y apenas existen preparados estandarizados. No obstante, estas sustancias ofrecen un potencial interesante como componentes terapéuticos complementarios, especialmente en el contexto de los conceptos de tratamiento integrador que combinan elementos de la medicina convencional y la naturopatía.

En general, puede decirse que el tratamiento de las enfermedades tumorales en los animales de compañía está entrando actualmente en una nueva fase caracterizada por la precisión biológica, la adaptación individual y la innovación tecnológica. El futuro de la oncología veterinaria ya no reside exclusivamente en la lucha agresiva contra los tumores, sino cada vez más en la modulación inteligente de los procesos biológicos, el refuerzo de los sistemas de defensa del propio organismo y la combinación selectiva de pilares terapéuticos de distinta eficacia. Este desarrollo no sólo abre nuevas posibilidades terapéuticas, sino que también requiere un replanteamiento en el diagnóstico, la planificación y la comunicación - hacia una oncología veterinaria holística, con base científica y orientada individualmente.

10.4 Colaboración interdisciplinar con la medicina humana

Un área especialmente dinámica es la creciente interrelación de la oncología humana y veterinaria. Esta cooperación interdisciplinaria sigue el enfoque denominado "Una sola salud", que parte de la base de que la salud humana y la animal están estrechamente vinculadas. Los perros y gatos con tumores espontáneos se consideran ahora modelos valiosos para el desarrollo de nuevas terapias en humanos, sobre todo porque presentan condiciones ambientales, respuestas inmunitarias y progresión de la enfermedad similares.

Veterinarios, médicos humanos, farmacólogos, biólogos moleculares y bioinformáticos colaboran en grandes redes internacionales de investigación para desarrollar nuevos fármacos, vacunas y procedimientos de diagnóstico. Las clínicas veterinarias no sólo actúan como centros de tratamiento, sino también cada vez más como lugares de investigación con estudios clínicos, programas de biobancos y bases de datos de genética molecular.

Para la medicina veterinaria, esto abre la oportunidad de participar directamente en la innovación médica, no sólo como receptora de los avances de la medicina humana, sino también como colaboradora activa. La participación en proyectos interdisciplinarios refuerza la calidad de la atención veterinaria, promueve el progreso científico y contribuye al reconocimiento social de la medicina veterinaria como disciplina de investigación independiente.

11. Condiciones marco legales y relacionadas con los seguros

El diagnóstico y tratamiento del cáncer en animales de compañía no sólo plantea cuestiones médicas y éticas, sino que también afecta a una serie de aspectos jurídicos y relacionados con los seguros. Entre ellos figuran el deber de informar y obtener el consentimiento de los propietarios de los animales de compañía, la responsabilidad civil de los veterinarios, la facturación y la cobertura de costes por parte de las compañías de seguros médicos de animales de compañía, así como la documentación y, en casos excepcionales, la obligación de informar sobre determinadas enfermedades. En la práctica, estas cuestiones sólo suelen virulentar cuando surgen complicaciones, cancelaciones de tratamientos o malentendidos. Por ello es tanto más importante que los veterinarios y los propietarios de animales estén bien informados sobre el marco jurídico.

11.1 Cuestiones de responsabilidad en relación con el diagnóstico y la terapia

La responsabilidad civil de los veterinarios está regulada de forma diferente a escala internacional, pero presenta características comunes en muchos ordenamientos jurídicos. En Alemania, Austria y Suiza, los animales se consideran legalmente "objetos de una clase especial" u "objetos muebles con estatuto de protección especial". Como consecuencia, el tratamiento veterinario se presta generalmente de acuerdo con las normas sobre servicios que deben prestarse de forma adecuada y profesional, sin que se deba ningún éxito -en el sentido de curación o recuperación completa-. Por tanto, el veterinario sólo es responsable de los errores en la ejecución del tratamiento (errores de tratamiento), pero no de su resultado, siempre que se haya observado el deber de diligencia.

En Francia, la categorización jurídica de los animales es más diferenciada desde la reforma del Código Civil de 2015. En virtud *del artículo 515-14 del Código* Civil, los animales ya no se consideran exclusivamente objetos, sino "seres sensibles" (êtres *vivants doués de sensibilité*), aunque siguen sujetos al Derecho sustantivo salvo que existan disposiciones más específicas. La responsabilidad civil del veterinario se basa en la responsabilidad profesional general de conformidad con el *Code de la santé publique* y el *Code civil*. También en este caso existe la obligación de realizar el tratamiento de forma profesional, pero no de curar. No obstante, un diagnóstico incorrecto, una información inadecuada o un tratamiento incorrecto pueden dar lugar a responsabilidad extracontractual o contractual.

En España, los animales siguen considerándose formalmente *bienes muebles* en virtud del *Código Civil*, aunque recientemente se ha observado una tendencia a la reforma en términos de mejora del bienestar animal. Desde la reforma de la ley 17/2021 de diciembre de 2021, los animales gozan de un estatus de protección especial como "seres sensibles ".

En cuanto a la responsabilidad veterinaria, la relación contractual suele interpretarse como un contrato de servicios, similar al de Alemania. El veterinario debe un servicio profesionalmente correcto, pero no un tratamiento exitoso. El fundamento de la responsabilidad puede derivarse del incumplimiento del contrato (*incumplimiento contractual*) o de una acción no autorizada (*responsabilidad extracontractual*).

En Italia, *el Codice Civile* sigue considerando a los animales como *bienes muebles (bene mobile)*, aunque cada vez hay un mayor reconocimiento normativo y judicial de los animales como semejantes con un derecho especial a la protección. La responsabilidad veterinaria se basa en el contrato de servicios de conformidad con *el art. 2222 y ss. Codice Civile*. También en este caso se aplica lo siguiente: el veterinario no es responsable del fracaso del tratamiento, sino sólo de su incorrecta ejecución, por ejemplo por falta de atención, diagnóstico incorrecto o cuidados posteriores inadecuados. Además, la responsabilidad extracontractual en virtud *del art. 2043 del Codice Civile* también puede considerarse en caso de incumplimiento grave del deber.

En las jurisdicciones angloamericanas, sobre todo en el Reino Unido y Estados Unidos, los animales también se consideran *propiedad*. La responsabilidad de los veterinarios suele basarse en *el derecho contractual* y en *el derecho de responsabilidad civil*. Los veterinarios están obligados a actuar con el debido cuidado y la experiencia que se espera de un "profesional razonablemente competente". Tampoco existe la obligación de curar. Sin embargo, en caso de *negligencia* demostrada, omisión de información o tratamiento incorrecto, puede existir responsabilidad civil. En EE.UU., el *consentimiento informado* -es decir, la explicación exhaustiva de los riesgos y alternativas al propietario del animal- es también un aspecto central en la evaluación de la responsabilidad. En casos concretos, la responsabilidad también puede incluir la indemnización por angustia emocional o daños inmateriales, aunque este aspecto se trata con mayor o menor rigor según el Estado.

En el campo de la oncología aumentan los requisitos de información sobre riesgos, efectos secundarios y perspectivas de éxito. Si, por ejemplo, la quimioterapia provoca efectos secundarios graves o complicaciones como consecuencia de una intervención quirúrgica, se plantea la cuestión de si el veterinario ha facilitado información exhaustiva, la ha documentado correctamente y ha actuado de acuerdo con las normas veterinarias. Un diagnóstico incorrecto, un seguimiento inadecuado de la terapia o una elección errónea de la medicación pueden tener consecuencias en virtud de la legislación sobre responsabilidad civil si el animal ha sufrido daños como consecuencia de ello y puede demostrarse un incumplimiento del deber de diligencia.

Especialmente delicadas son las situaciones en las que la decisión de no tratar va acompañada de la muerte del animal o en las que se continuó una terapia aunque hubiera sido más adecuado un enfoque médico paliativo . La cuestión de la razonabilidad y las consideraciones éticas también adquieren relevancia en este caso, lo que hace aún más urgente una comunicación médica sólida y jurídicamente segura con el propietario de la mascota.

11.2 Papel del seguro de enfermedad veterinaria en las enfermedades oncológicas

El seguro médico para mascotas ha cobrado una importancia considerable en los últimos años, sobre todo en el ámbito de los diagnósticos costosos y las terapias a largo plazo. Muchos proveedores cubren los costes de operaciones, medicación, procedimientos de diagnóstico por imagen e incluso quimioterapia, pero sólo si las prestaciones aseguradas no están limitadas por exclusiones específicas. Las enfermedades tumorales se mencionan explícitamente como eventos asegurados en algunas pólizas, mientras que en otras se excluyen parcial o totalmente del ámbito de las prestaciones mediante exclusiones generales.

Por ello, es esencial que los propietarios de animales de compañía comprueben detenidamente las condiciones antes de contratar un seguro. Entre ellas figuran los periodos de carencia, los límites máximos por año o tratamiento, las franquicias y las restricciones por enfermedades preexistentes o razas genéticamente predispuestas. Si ya se ha diagnosticado un tumor, por lo general ya no es posible contratar un nuevo seguro en, por lo que tomar precauciones en una fase temprana también puede merecer la pena desde el punto de vista económico.

Para los veterinarios, trabajar con las compañías de seguros supone una tarea administrativa adicional. Al mismo tiempo, sin embargo, también puede influir positivamente en las decisiones de tratamiento, ya que la seguridad financiera ofrece un mayor margen para tratamientos de alta calidad. Una comunicación transparente sobre los costes previstos, los límites de las prestaciones del seguro y los posibles tratamientos de seguimiento es esencial para evitar malentendidos y frustración por parte de los propietarios.

11.3 Deber de información y consentimiento de los propietarios

Informar al propietario del animal sobre la terapia prevista, sus perspectivas de éxito, riesgos, efectos secundarios y alternativas no es sólo una obligación médico-ética, sino también un componente del tratamiento protegido legalmente.

Sólo si el propietario del animal consiente la medida sobre la base de una información exhaustiva, la intervención está legalmente permitida.

La información suele ser compleja, sobre todo en el caso de los tratamientos oncológicos, ya que el equilibrio entre beneficio y riesgo no siempre está claro. El veterinario debe explicar qué medidas diagnósticas son necesarias, de qué opciones terapéuticas se dispone, qué cargas soportará el animal y cuál será probablemente el coste. También debe discutirse de antemano la posibilidad de interrumpir el tratamiento, la importancia de la calidad de vida y la decisión sobre los cuidados paliativos o la eutanasia.

11.4 Obligaciones de documentación y notificación para determinados tumores

La documentación del diagnóstico, la terapia y el seguimiento es un elemento central de la diligencia debida médica veterinaria. Sirve para la trazabilidad de las decisiones médicas, la autoprotección jurídica, la garantía de calidad y la posibilidad de analizar la progresión de la enfermedad con fines científicos. La documentación detallada del cuadro clínico, los pasos diagnósticos, los resultados de laboratorio, el diagnóstico por imagen, la planificación del tratamiento, el curso de la medicación y la comunicación con el propietario es esencial, especialmente en el caso de enfermedades complejas como el cáncer.

En la mayoría de los países europeos aún no existe una obligación general de notificar las enfermedades tumorales. Sin embargo, hay excepciones: Por ejemplo, determinados tumores víricos (como las enfermedades causadas por papilomavirus o virus de la leucosis) están sujetos a notificación obligatoria en casos individuales, por ejemplo en el sector ganadero o en tráfico transfronterizo de animales.

Las obligaciones de notificación voluntarias o relacionadas con proyectos también pueden aplicarse a los estudios clínicos, la participación en biobancos o la colaboración con bases de datos de investigación oncológica.

La digitalización de las consultas veterinarias ofrece aquí grandes oportunidades: los expedientes electrónicos de los pacientes, la documentación diagnóstica normalizada y las interfaces digitales con las instituciones de investigación pueden mejorar la calidad de la documentación y contribuir a un mejor registro de las enfermedades oncológicas del ganado a largo plazo.

12. Perspectivas de futuro y nuevos métodos de curación

El tratamiento del cáncer en los animales de compañía se encuentra en el umbral de un cambio fundamental. Los nuevos descubrimientos científicos de la biología molecular, la investigación celular, la genética, la tecnología médica y la inmunología no sólo están abriendo vías terapéuticas innovadoras, sino que también están cambiando nuestra comprensión de la biología tumoral y la progresión de la enfermedad. Lo que hace unas décadas se consideraba incurable ahora puede controlarse en muchos casos, y una medicina veterinaria puramente paliativa se está convirtiendo cada vez más en una oncología curativa e individualizada. El futuro del tratamiento del cáncer en los animales de compañía se caracterizará por la integración, la precisión y la profundidad biológica.

Un elemento central de esta evolución es la creciente individualización de las terapias. Los protocolos estandarizados, que se aplican con independencia del perfil tumoral individual, están siendo sustituidos por tratamientos dirigidos basados en características moleculares. El análisis genético del tejido tumoral -también conocido como perfil tumoral- permite identificar dianas específicas de las mutaciones. Esto permite administrar fármacos dirigidos que sólo afectan a las células tumorales sin dañar el tejido sano. Estos métodos ya se han aplicado con éxito en la práctica clínica para los mastocitomas y en el futuro se utilizarán para muchos otros tipos de tumores.

Otro campo prometedor es la inmuno-oncología. Se trata de activar o dirigir específicamente el sistema inmunitario del propio organismo para que reconozca y destruya las células tumorales. Si bien ya se recurre a la inmunoestimulación clásica en forma de vacunas tumorales e inmunomoduladores, la atención científica se centra cada vez más en estrategias más complejas como los inhibidores de puntos de control, las terapias con células dendríticas o las células CAR-T. Los primeros estudios muestran resultados positivos, sobre todo en perros con linfomas malignos o melanomas, aunque muchos de estos métodos se encuentran aún en fase experimental.

La terapia génica también está adquiriendo cada vez más importancia. La modificación dirigida de la información genética dentro de las células tumorales o del tejido circundante tiene por objeto detener los procesos de crecimiento, reactivar los mecanismos de apoptosis o desactivar los mecanismos de resistencia. La dificultad radica hasta ahora en el control preciso y la aplicación segura de estas técnicas, pero los avances en el campo de los vectores virales y la nanotecnología hacen plausible una aplicación en oncología veterinaria en un futuro próximo.

La medicina regenerativa ofrece enfoques complementarios y parcialmente solapados. Los procedimientos basados en células madre se investigan cada vez más no sólo para sostener el tejido dañado tras una terapia intensiva, sino también para modular las respuestas inmunitarias o como portadores de factores de crecimiento regenerativos. Estas tecnologías permiten potencialmente una combinación de reducción tumoral y curación tisular, lo que resulta especialmente pertinente en el caso de formas tumorales muy invasivas o sometidas a tensión quirúrgica.

Innovaciones tecnológicas como la robótica, la impresión en 3D, los implantes personalizados y la navegación intraoperatoria podrían hacer que los procedimientos quirúrgicos sean más precisos, respetuosos con los tejidos y fáciles de controlar en el futuro. La combinación de tecnología quirúrgica guiada por imagen con asistencia mecánica abre una nueva dimensión de viabilidad, sobre todo para tumores de difícil acceso en la región craneal, la columna vertebral o la zona pélvica.

Además de la terapia, también están cambiando los métodos de detección precoz y seguimiento de la progresión. El uso de biopsias líquidas, es decir, el análisis del ADN tumoral circulante en la sangre, promete un diagnóstico precoz, la detección de la enfermedad mínima residual tras la terapia y el seguimiento en tiempo real de la evolución de la resistencia. La combinación de la imagen con la inteligencia artificial -para la detección automatizada de metástasis, por ejemplo- también desempeñará un papel decisivo en el seguimiento oncológico en el futuro.

La digitalización de la medicina veterinaria en su conjunto también tendrá un impacto decisivo en el futuro de la oncología. Los historiales de los pacientes basados en la nube, los protocolos de tratamiento interactivos, los árboles de decisión asistidos por IA y las bases de datos de investigación conectadas en red a nivel mundial mejorarán significativamente la calidad, la coherencia y la naturaleza basada en la evidencia del tratamiento. La colaboración interdisciplinar en particular -por ejemplo, entre patólogos, internistas, cirujanos y oncólogos- puede hacerse más eficiente, más oportuna y más independiente de la ubicación utilizando herramientas digitales.

Por último, el cambio en la relación de la sociedad con los animales de compañía también señala el camino hacia el futuro. La disposición de muchos propietarios a recurrir a terapias complejas y costosas no deja de crecer. Esto crea la base para la inversión en nuevos procedimientos, la expansión de centros especializados en oncología animal y el establecimiento de estructuras de estudios clínicos dentro de la medicina veterinaria. Al mismo tiempo, sin embargo, también es necesario un debate ético sobre hasta dónde puede llegar el tratamiento, cuándo debe primar la calidad de vida sobre la prolongación de la vida y qué normas deben aplicarse al bienestar animal en la era de la alta tecnología.

En general, puede decirse que el futuro de la terapia del cáncer en animales de compañía se caracterizará por profundos cambios científicos, tecnológicos y sociales. Las fronteras entre medicina curativa y paliativa, entre investigación y práctica, entre oncología veterinaria y humana son cada vez más difusas. Esto abre nuevas oportunidades, pero también nuevas responsabilidades. Por lo tanto, la medicina veterinaria se enfrenta a la tarea no sólo de seguir desarrollando sus posibilidades oncológicas, sino también de utilizarlas con sensatez, responsabilidad y empatía.

13. 13. Conclusiones

Tratar el cáncer en animales de compañía conduce inevitablemente a la interfaz entre la ciencia médica moderna, la medicina veterinaria práctica, la conciencia ética y el vínculo emocional entre humanos y animales. Por tanto, es algo más que un reto técnico o de diagnóstico: es la expresión de una actitud que se toma en serio la vida animal en su vulnerabilidad, pero también en su dignidad.

En el curso de este trabajo, quedó claro que la oncología veterinaria ya no se limita a la detección y el tratamiento de formas tumorales individuales, sino que se ha convertido en un campo independiente e interdisciplinar. Combina la investigación biológica básica con el diagnóstico por imagen altamente desarrollado, la precisión quirúrgica, la diversidad de fármacos y la sofisticación inmunológica. Al mismo tiempo, requiere un profundo conocimiento de la progresión individual, la naturaleza del animal, la resistencia de los propietarios y la dinámica de una enfermedad que no puede controlarse de forma esquemática.

Los descubrimientos de la biología tumoral y la medicina molecular veterinaria nos han enseñado que el cáncer no es un proceso monolítico, sino más bien un proceso de múltiples capas compuesto por factores genéticos, epigenéticos, hormonales y ambientales. La diversidad de manifestaciones clínicas refleja esta complejidad, al igual que las diferentes respuestas a las intervenciones terapéuticas. No hay dos tumores iguales, y ningún tratamiento puede basarse únicamente en estadísticas: siempre debe orientarse al caso concreto, al animal concreto, a su comportamiento y a su biografía.

Al mismo tiempo, quedó claro que, a pesar de todos los avances en el diagnóstico y la terapia, la calidad de vida del animal debe ocupar siempre un lugar central. La oncología veterinaria no debe convertirse en un fin en sí misma de una medicina cada vez más compleja, sino que debe medir siempre sus métodos en función de si pueden aliviar el sufrimiento, preservar la dignidad y mantener la alegría de vivir. Esta actitud requiere un nuevo equilibrio entre las posibilidades técnicas y la responsabilidad ética del animal, un equilibrio que no resulta de los libros de texto, sino de la experiencia, la empatía y el diálogo honesto con el propietario del animal.

El futuro de la oncología veterinaria reside en la integración: la integración de la ciencia natural y la práctica clínica, del diagnóstico y la terapia, de la estandarización y la individualización, de la investigación y la compasión. Yace en la voluntad de adoptar nuevos conocimientos, pero no de aplicarlos sin reflexión; en la capacidad de ofrecer esperanza sin hacer falsas promesas; y en la sabiduría de entender el final de una vida no como una derrota, sino como parte del cuidado.

Por tanto, el tratamiento del cáncer en los animales de compañía seguirá siendo un reflejo de nuestro progreso médico y de nuestra postura moral. Su calidad no sólo se medirá por su brillantez técnica, sino también por la humanidad con que se practique. Por ello, este libro no sólo pretende transmitir conocimientos, sino también fomentar la reflexión sobre el animal como paciente, sobre la medicina veterinaria como vocación y sobre los propietarios de animales de compañía como parte de una comunidad de responsabilidad que va mucho más allá del tratamiento médico.

14. Bibliografía

Alvarez, F. J., & Kisseberth, W. C. (2021). *Cancer chemotherapy in small animal practice* (2ª ed.). Wiley-Blackwell.

Boston, S. E., & Ehrhart, N. P. (Eds.). (2020). *Toma de decisiones en oncología de pequeños animales*. John Wiley & Sons.

Chand Khanna, C., Lindblad-Toh, K., Vail, D. M., & London, C. A. (2020). El perro como modelo de cáncer. *Nature Reviews Cancer*, 20(7), 543-560. https://doi.org/10.1038/s41568-020-0271-3

Cooper, T. L., & Burton, J. H. (2019). Avances en oncología veterinaria. *Clínicas veterinarias de Norteamérica: Práctica en pequeños animales*, 49(5), 819-834. https://doi.org/10.1016/j.cvsm.2019.05.005

Dobson, J. M., Samuel, S., Milstein, H., Rogers, K., & Wood, J. L. N. (2002). Canine neoplasia in the UK: Estimates of incidence rates from a population of insured dogs. *Journal of Small Animal Practice*, 43(6), 240-246. https://doi.org/10.1111/j.1748-5827.2002.tb00066.x

Etienne, C., Marescaux, L., & Fournet, A. (2021). Ética de los cuidados paliativos en veterinaria. *Animals*, 11(5), 1428. https://doi.org/10.3390/ani11051428

Fleming, J. M., Creevy, K. E., & Promislow, D. E. L. (2011). Mortality in North American dogs from 1984 to 2004: An investigation into age-, size-, and breed-related causes of death. *Journal of Veterinary Internal Medicine*, 25(2), 187-198. https://doi.org/10.1111/j.1939-1676.2011.0695.x

Foster, R. A., & Withrow, S. J. (2020). *Withrow and MacEwen's small animal clinical oncology* (6ª ed.). Elsevier.

Gieger, T. L. (2016). Linfoma alimentario en perros y gatos. *Veterinary Clinics: Small Animal Practice*, 46(1), 89-112. https://doi.org/10.1016/j.cvsm.2015.09.006

Hahn, K. A., Richardson, R. C., Hahn, E. A., & Chrisman, C. L. (1994). Avances diagnósticos y terapéuticos en oncología veterinaria. *Journal of the American Veterinary Medical Association*, 204(8), 1162-1165.

Henry, C. J. (2017). Manejo del cáncer en la práctica de pequeños animales. *Veterinary Clinics of North America: Small Animal Practice*, 47(5), 847-862. https://doi.org/10.1016/j.cvsm.2017.04.007

Knapp, D. W., Glickman, N. W., DeNicola, D. B., Bonney, P. L., Lin, T. L., & Glickman, L. T. (2000). Naturally-occurring canine transitional cell carcinoma of the urinary bladder: A relevant model of human invasive bladder cancer. *Urologic Oncology*, 5(2), 47-59. https://doi.org/10.1016/S1078-1439(99)00023-3

Marconato, L., & Zini, E. (2014). *Oncología veterinaria: Aspectos clínicos y perspectivas terapéuticas*. Springer.

Mellanby, R. J., & Herrtage, M. E. (2022). *Veterinary medicine: A textbook of the diseases of cattle, horses, sheep, pigs and goats* (12ª ed.). Elsevier.

Modiano, J. F., Breen, M., Burnett, R. C., Parker, H. G., Inusah, S., Thomas, R., Avery, P. R., Avery, A. C., & Lindblad-Toh, K. (2005). Distinct B-cell and T-cell lymphoproliferative disease prevalence among dog breeds indicates heritable risk. *Cancer Research*, 65(13), 5654-5661. https://doi.org/10.1158/0008-5472.CAN-04-4613

Moore, A. S., & Ruple, A. (2022). Oncología traslacional en medicina veterinaria. *Veterinary Sciences*, 9(3), 129. https://doi.org/10.3390/vetsci9030129

Polton, G. A., Brearley, M. J., Powell, S. M., & White, R. A. S. (2005). Impact of primary tumour stage on survival after surgery for canine mammary carcinoma. *Journal of Small Animal Practice*, 46(9), 429-434. https://doi.org/10.1111/j.1748-5827.2005.tb00272.x

Sørensen, M. A., & Kristensen, A. T. (2015). El futuro de la oncología veterinaria: Genómica y más allá. *Veterinary Journal*, 205(2), 125-132. https://doi.org/10.1016/j.tvjl.2015.04.006

Vail, D. M., Thamm, D. H., & Liptak, J. M. (Eds.). (2020). *Withrow & MacEwen's small animal clinical oncology* (6ª ed.). Elsevier.

Von Euler, H., & Egenvall, A. (2016). El registro sueco de cáncer veterinario: Un registro continuo de tumores en animales de compañía. *European Journal of Comparative Oncology*, 1(3), 81-86. https://doi.org/10.1016/j.ejco.2016.05.004

Withrow, S. J., Vail, D. M., & Page, R. L. (2013). *Withrow and MacEwen's small animal clinical oncology* (5ª ed.). Elsevier.